**포스트 코로나,
한국 의료의 혁신가들**

**포스트 코로나, 한국 의료의 혁신가들**

지은이 전흥렬
펴낸이 임상진
펴낸곳 (주)넥서스

초판 1쇄 인쇄 2021년 11월 20일
초판 1쇄 발행 2021년 11월 25일

출판신고 1992년 4월 3일 제311-2002-2호
주소 10880 경기도 파주시 지목로 5
전화 (02)330-5500 팩스 (02)330-5555

ISBN 979-11-6683-183-6 03510

www.nexusbook.com

이 책은 한국언론진흥재단의 저술지원으로 지원받아 제작되었습니다.

KBS 生老病死 생로병사의 비밀
20주년 특별기획

# 포스트 코로나,
# 한국 의료의
# 혁신가들

전홍렬 지음

**넥서스BOOKS**

## 3장 | 포스트 코로나, 한국인 사망원인 2위 심뇌혈관질환 치료의 혁신가는 누구인가?

## 프롤로그

세계 1위를 하는 한국인, 세계 1위를 하는 대한민국 제품을 보는 것은 즐겁고 가슴 뿌듯한 일입니다. 마치 제가 세계 1위가 되어서 칭찬을 받는 것 같은 기분이 듭니다. 도쿄 올림픽 양궁 여자단체전에서 우리나라 국가대표팀이 또다시 금메달을 따고, BTS가 또다시 '빌보드 HOT 100' 1위에 오르고, 봉준호 감독이 아카데미 감독상을 받고, 드라마 〈오징어 게임〉이 넷플릭스 TV 프로그램 부문에서 1위를 차지하고, 반도체·배터리·조선 산업에서 한국 기업이 매출액 세계 1위를 기록하는 것도 기쁜 일입니다. 그런데 이런 성과는 축하의 박수를 보낼 일이기는 해도, 저에게 직접적으로 좋은 일이 생기는 것은 아닙니다.

그러나 '의료서비스 세계 1위'는 의미가 다릅니다. 우리 모두 혜택을 받을 수 있다는 뜻이기 때문입니다. 위암, 대장암, 뇌졸중 치료에서 우리나라가 세계 1위를 기록한다는 것은 우리나라 사람 모두가 더 오래 살 수 있다는 뜻입니다. 제가 노력해서 얻은 성과가 아닌데도, 저에게 좋은 일이 생기는 것입니다. '의료서비스 세계 1위'라는 타이틀은 결코 쉽게 얻은 게 아닙니다. 의료 현장에 종사하는 수많은 사람의 땀과 눈물, 노력과 희생으로 획득한 것입니다.

그 의료 현장에 KBS 의학 다큐멘터리 〈생로병사의 비밀〉이 있었습니다. 2002년에 첫 방송을 시작한 후 20년 동안 〈생로병사의 비밀〉은 생명 연장을 위한 최신 의학 정보를 제공했을 뿐만 아니라, 건강하게 장수하는 방법이 무엇인지 다양한 시도를 통해 알아보았습니다. 또 〈생로병사의 비밀〉은 삶의 질을 높이기 위해 한국 의료가 어떻게 혁신을 추진해왔는지를 영상으로 기록해왔습니다. 인간이 태어나 성장하고, 병에 걸리고, 늙어가고, 죽어가는 모든 순간에 주목했으며, 그 기록은 약 800편에 이르는 방대한 프로그램에 담겨 있습니다.

2022년에 〈생로병사의 비밀〉은 방송 20주년을 맞습니다. 그동안 이 다큐멘터리에서 소개했던, 한국 의료 분야에 혁신을 일으킨 대표적인 분들을 다시 만나 인터뷰했습니다. 우리나라의 의료가 어떻게 혁신을 이루어왔는지, 또 앞으로 어떤 혁신이 필요한지 질문했습니다.

특히 코로나19 대유행이 전 세계를 휩쓸고 지나가는 현시점에 반드시 짚고 넘어가야 할 문제, 즉 코로나19 대유행 이후 우리나라 의료가 갖추어야 할 바람직한 모습에 관해 물었습니다. 이 책은 포스트 코로나 시대에 한국 의료가 나아가야 할 방향에 대한 안내서입니다. 의료 현장에서 혁신을 일으켜온 혁신가들의 정성스러운 대답은, 우리가 마지막 순간까지 존엄성을 지키며 건강하게 살아갈 수 있는 방법이 무엇인지에 대한 하나의 길잡이가 될 것입니다.

**1장에서는** 바이러스의 공격에 맞서 싸운 인류의 대응에 대해 알아보았습니다. 새로운 바이러스가 나타나 유행하면, 초기 방역을 통해 바이러스의 확산을 억제하고, 동시에 연구를 진행하여 중장기적으로 백신과 치료제를 개발합니다. 미국 존스홉킨스 대학에서 조사한 '국가별 코로나19로 인한 확진자와 사망자 수(100만 명당) 추이'를 보면, 미국이나 유럽의 선진국보다 우리나라의 수치가 현저히 낮다는 것을 알 수 있습니다. 심지어 우리나라와 비슷한 의료체계와 수준을 가진 일본보다도 우리나라의 인구 대비 코로나19 확진자와 사망자의 비율이 낮습니다.

이런 차이를 가져올 수 있었던 것은, 기억에도 생생한 2015년의 중동호흡기증후군(메르스) 때문입니다. 메르스 유행 때에는 결국 방역에 실패했지만, 역설적으로 이 실패가 코로나19 방역 성공의 밑거름이 되었습니다. 메르스 방역 실패 후, 신종 감염병 발생 상황을 가정하고, 어떤 준비가 필요한지 구체적으로 대책을 세웠기 때문입니다. 코로나19 방역 초기, 예전에는 들어본 적이 별로 없었던 '역학조사', '역학조사관'이라는 단어가 하루에도 몇 번씩 귀에 들려왔고, 감염병의 대유행에 당황하던 국민은 역학조사관들의 조사 내용을 들으며 감염병에 걸리지 않을 수 있는 힌트를 얻기도 했습니다. 역학조사관들이 활약할 수 있었던 것은 우리나라 방역 당국이 오래전부터 역학조사관들을 교육, 양성하여 현장에 적절히 배치했기 때문입니다.

K-방역이라 불리는 혁신의 중심에는 정은경 질병관리청장(중앙방역대책본부장)과 권준욱 국립보건연구원장(중앙방역대책제2부본부장)이 있었습니다. 두 사람은 메르스 방역 실패를 뼈아프게 받아들이고, 그 경험을 살려 전문성을 강화하면서 우리나라 방역 정책을 펼쳤습니다. 더 나아가 독자적 국산 백신 개발을 위해 힘을 쏟고 있습니다.

코로나19 바이러스 이외에도, 지금까지 인간은 바이러스의 공격을 여러 차례 당했습니다.

1950년대 초반, 한국전쟁에 참여한 유엔군 병사들을 엄습하여, 3,000여 명의 환자를 발생시켰던 '한국형 출혈열'이라는 질병이 있었습니다. 당시 세계 의학계의 관심이 이 질병에 집중되었고, 수많은 학자가 이 질병의 비밀을 풀기 위해 노력했으나 모두 실패했습니다. 그 후 의학계의 숙제로 남아 있었던 이 유행성출혈열의 원인 병원체를 밝혀내는 데 성공한 사람은 바로 우리나라의 이호왕 박사였습니다. 이호왕 박사는 1976년 이 병원체를 '한탄바이러스'라 명명하고 백신까지 개발하여, 인류를 유행성출혈열의 공포로부터 해방했습니다. 이번 코로나19 대유행 상황에서 우리나라가 바이러스 연구에서 뛰어난 성과를 보일 수 있었던 것은 이호왕 박사의 연구 이후 감염병 연구자들이 많이 양성되었기 때문입니다.

코로나19 대유행이 끝나고 포스트 코로나 시대가 되어도, 언젠가 또 다른 신종 바이러스가 나타나 인류를 공격할 것입니다. 그 공격에 대비하려면 무엇이 필요할까요. 정은경 질병관리청장, 권준욱 국립보건연구원장, 그리고 이호왕 대한바이러스학회 명예회장이 입을 모아 강조하는 것은 바이러스 감염병 방역 체계를 확립하는 것뿐만 아니라, 바이러스 질병 자체에 관한 연구 역량을 더욱더 강화하여 우리나라가 자력으로 신속하게 백신과 치료제를 개발할 수 있는 능력을 갖추어야 한다는 점입니다.

**2장에서는** 우리나라 암 치료의 혁신이 어떻게 이루어져 왔고, 포스트 코로나 시대에 해결해야 할 과제는 무엇인지 알아보았습니다.

한국전쟁으로 폐허가 되었던 의료시스템을 한국형 의료시스템으로 만들 수 있었던 것은 불굴의 의지를 지닌 선구자들 덕분입니다. 제대로 된 연구실도 없어서 의학적 연구가 거의 불가능했던 상황에서 미국의 교육 원조를 받아가며, 우리나라의 의료 선구자들은 암 치료의 역사를 한 장 한 장 새로 썼습니다. 암으로 목숨을 잃는 환자를 한 명이라도 더 구하고 싶다는 강한 투지는 다음 세대로 이어졌습니다.

일흔이 넘은 나이에도 수술 후 사망률 0%를 추구하는 이승규 교수, 자신이 암에 걸린 후 환자들의 마음을 더 깊이 이해할 수 있게 되었다는 노성훈 교수, 암 환자를 구할 수 있다면 아무리 어린 후배의 의견이라도 적극적으로 수용했던 김남규 교수, 데이터를 축적하고 분석하는 일이 암 치료의 기초를 탄탄하게 만들어줄 수 있음을 역설한 심영목 교수, 암 환자를 살리는 데에서 머무르지 않고, 암 환자들과 평생 동행하는 삶을 살아온 노동영 교수. 이들은 우리나라 암 치료 분야에서 성취를 이끈 혁신의 주인공들입니다.

노동영 교수의 좌우명은 'Deserve then Desire'입니다. '갖춘 후에 바라자'라는 뜻입니다. 암 환자에게 최선의 치료를 하고 나서, 환자가 완전히 회복되기를 바라는 마음의 표현이라는 생각이 듭니다. 그런 마음을 갖게 된 이유에 대해 노동영 교수는 "최선을 다했는데도 결과가 좋지 않은 환자를 가끔 만나게 된다. 그런데 그 환자들은 의사인 나를 원망하기는커녕, 오히려 고마워하며 나를 위로해주었다. 그 마음이 지금의 나를 만들었다"라고 말합니다.

그때 노동영 교수의 눈가에는 눈물이 고여 있었습니다. 매일 아침 암 환자들이 게시판에 올린 사소한 질문에도 성실히 대답하고, 암 예방 운동을 펼치면서, 환자들의 마음에 한 걸음 더 가까이 다가가 동고동락해온 시간이 모두 담긴 눈물이었습니다.

이 책을 쓰면서 제가 깨달은 것이 있습니다. 그것은 바로 '암 치료의 혁신은 환자들의 마음에 다가가 그 마음에 공감하는 것에서 시작된다'라는 것입니다. 한국 의료의 혁신가들은 의학 교과서에 적혀 있는 암 치료법을 존중하면서도, 거기에 멈춰 있지 않았습니다. 암 환자들의 생명을 구할 수 있는 또다른 대안이 없는지 끊임없이 생각했습니다. 암 환자들의 고통을 줄이기 위한 연구의 결과, 암 환자들의 삶의 질을 높이는 새로운 방법을 찾아내었고, 이는 혁신으로 이어졌습니다.

포스트 코로나 시대, 우리나라 의료 현장에서는 새로운 변화를 모색할 겁니다. 수술 중 암세포의 이동을 막는 수술법 확립, 다른 장기로 전이된 4기 암을 전환 수술 방법으로 제거하는 방법 등을 연구하고 있습니다. 코로나19 시대의 경험을 바탕으로 한 비대면 다학제 진료의 제도화, 암 치료용 신약 개발 인프라 구축, 바이오마커를 활용한 암 진단 장비 개발 등 수많은 과제가 눈앞에 놓여 있습니다. 그리고 우리나라 암 치료의 혁신가들은 이 과제들을 하나하나 풀어나갈 것입니다.

**3장에서는** 우리나라 심뇌혈관질환 치료에서 어떤 혁신이 이루어져 왔는지, 포스트 코로나 시대에 풀어야 할 과제는 무엇인지 살펴보았습니다.

박승정 교수는 좌관동맥 주간부라는 심혈관 부위 치료는 외과적 수술을 통해서만 가능하다는 기존 학설을 뒤엎고, 스텐트로 대체하여 시술할 수 있음을 증명해냈습니다. 이는 세계 의학 교과서의 진료 지침을 바꾸는 쾌거였습니다. 우리나라 의술이 기술적으로 훌륭하다는 평가는 이미 받고 있었으나, 박승정 교수의 임상 연구는 우리나라 의학 연구자들이 세계 의학계의 지형을 바꿀 수 있는 실력과 잠재력을 갖추고 있음을 확인시켜주었습니다.

급성 심뇌혈관질환 치료의 핵심은 시간입니다. 얼마나 빨리 응급 치료를 받을 수 있는지에 환자의 생사가 달려 있습니다. 즉, 응급의료 시스템이 그 무엇보다 중요합니다. 어느 한 의사나 병원의 실력이 좋다고 해서 환자의 생명을 구할 수 있는 게 아닙니다. 그래서 뇌졸중 환자를 한 명이라도 더 구하겠다는 사명감으로 권순억 교수는 뇌졸중 전문치료실 도입을 추진하였고, 심뇌혈관질환 환자와 중증외상 환자가 병원에 도착하기도 전에 목숨을 잃는 것이 안타까워 이강현 교수는 닥터헬기 도입에 발 벗고 나섰습니다. 닥터헬기의 혜택을 의료 취약 지역의 환자들도 받을 수 있도록 현수엽 보건복지부 과장은 닥터헬기의 전국 확대와 권역외상센터 설치를 정부 정책으로 추진했고, 응급의료시스템을 실현할 수 있는 응급의료기금 법 개정을 위해 허윤정 당시 국회 보건복지 수석 전문위원은 국회를 종횡무진 뛰어다녔습니다.

서서히 진행되는 암이나 만성질환 환자라면 자신이 사는 곳과 멀리 떨어진 대도시의 병원을 찾아가도 됩니다. 환자에게 선택할 수 있는 시간이 있기 때문입니다. 그러나 급성 심뇌혈관질환 환자는 스스로 병원에 찾아가기가 어렵고, 쓰러지고 난 후에야 누군가의 도움을 받아 병원으로 이송됩니다. 1분 1초라도 빨리 치료를 받아야 목숨을 구할 수 있습니다. 선택의 여지는 없습니다. 따라서 수준 높은 심뇌혈관질환 치료를 전국 각 지역에서 신속하게 받을 수 있는 시스템을 구축하는 일이 혁신으로 이어집니다. 신속한 환자 이송, 적절한 응급처치, 전문적인 심뇌혈관 치료가 유기적으로 이루어져야 심뇌혈관질환 환자의 생명을 구할 수가 있는 것입니다.

포스트 코로나 시대, 심뇌혈관질환 분야에서 혁신을 이루기 위해서는 민간병원과 의사들의 노력뿐만 아니라, 정부의 역할이 필요합니다. 심장내과(순환기내과), 흉부외과, 신경과, 신경외과의 혁신적인 치료를 모든 심뇌혈관질환 환자들이 받을 수 있도록, 도서·산간 지역을 막론하고 전국 어디에서나 밤낮 가리지 않고 신속하게 환자를 이송할 수 있는 인프라를 정부에서 만들어주어야 합니다. 이를 위해 현재 닥터헬기 확충과 야간 운행, 뇌졸중 특화 응급이송 시스템 개발, 뇌졸중 전문치료실의 전국 확대 등이 논의되고 있습니다.

또 심뇌혈관질환의 혁신 과제들을 해결하기 위해서는 재정이 뒷받침되어야 합니다. 허윤정 교수는 우리나라의 경우, 급속한 고령화로 건강보험 재정이 흔들릴 수 있다고 경고하고 있습니다. 보수적 국가주의와 시장자유주의가 결합하여 혼합적 성격을 띠는 우리나라 건강보험이 지금까지는 많은 문제를 해결해왔지만, 앞으로는 베이비붐 세대의 고령화 등으로 인해 재원이 고갈될 수 있다는 것입니다. 허윤정 전 건강보험심사평가원 연구소장은 공보험과 사보험이 연계되는 방식을 통해 건강보험 재정 위기를 헤쳐나갈 수 있다고 보고 있습니다. 건강보험 재정 문제는 포스트 코로나 시대에 시급히 논의해야 할 주제 중 하나입니다.

이순영 교수와 이원영 교수가 경기도 광명시에서 10년 넘게 실시하고 있는 고혈압·당뇨병 등록관리사업 모델은 민관이 협력하는 풀뿌리 차원의 보건의료 모델입니다. 이 광명시 모델에서 확인된 바와 같이, 중증 심뇌혈관질환이라는 치명적인 질병으로 진행되기 전에 고혈압·당뇨병 단계에서 병세 악화를 막을 수 있다면 국가적 차원에서 의료비 지출이 크게 줄어들 것입니다.

이 주제에 대해 취재하면서 안타까웠던 것은 이 혁신적인 사업들이 국내 일부 지역에서만 실시되고 있다는 점이었습니다. 보건소와 민간병원이 협력하여 시너지 효과를 내는 이런 사업이 전국으로 확대된다면 그 혜택은 우리 국민이 모두 누릴 수 있습니다. 우리나라 의료체계는 공공과 민간이 협력하는 공공 의료체계라고 안기종 한국환자단체연합회 대표가 지적한 것처럼, 지역을 기반으로 공공과 민간병원이 협력하고 중앙정부가 지원하는 구조를 만들 수 있다면, 포스트 코로나 시대에 초고령사회 진입으로 인한 중증 심뇌혈관질환 증가라는 폭풍우를 예방할 수 있을 것입니다.


코로나19의 대유행으로 개발도상국은 물론이고, 선진국조차 엄청난 인명 피해와 산업적 손실을 보았습니다. 이런 상황에서도 우리나라 의료진과 질병관리청은 코로나19의 발생률과 사망률을 세계에서 가장 낮은 수준으로 억제하였고, 우리나라는 피해를 최소화한 나라 중 하나로 부상했습니다. 코로나19 대유행을 경험하면서 우리는 건강과 의료의 중요성을 절감하였고, 한국 의료는 우리가 어둠 속에서 길을 잃지 않도록 빛을 밝혀주는 등대가 되었습니다.

한국 의료가 코로나19 대유행에서도 존재감을 드러낼 수 있었던 요인은 무엇일까요? 자신들의 시간을 아낌없이 희생한 의사들의 헌신, 의학 체계를 만든 거인의 어깨 위에서 바라보는 것에 머물지 않고, 불가능을 가능으로 바꾸기 위해 끊임없이 시도했던 연구자의 노력, 재원이 적다고 불평하며 포기하지 않고 조금이라도 더 나은 결과를 얻기 위해 동분서주했던 사람들의 현실 감각이 있었기 때문이라 생각합니다.

이 책에는 한국 의료가 지금까지 성취했던 혁신과 그 혁신을 이루어낸 주인공들의 생생한 이야기가 담겨 있습니다. 포스트 코로나 시대에 한국 의료가 나아가야 할 방향을 제시하는 자료로서 이 책이 조금이나마 도움이 되었으면 좋겠습니다.

# 코로나19 대유행,
# 감염병 방역의
# 혁신가는 누구인가?

## 1장

2019년부터 인류를 괴롭히고 있는 코로나19[1] 바이러스는 단일사슬 구조로 이루어진 RNA 바이러스입니다. 그래서 B형 간염 바이러스 같은 DNA 바이러스보다 돌연변이가 더 쉽게 일어납니다. 인도에서 처음 발견된 델타 변이[2]는 2021년 여름부터 코로나19 4차 대유행을 주도하고 있습니다.

계속해서 변이를 일으키는 바이러스에 인간의 면역세포가 빠르게 대응하기는 쉽지 않습니다. 변이를 거듭하며 쉼 없이 인간을 공격하는 코로나19 바이러스에 맞서 싸우기 위해, 인류는 인간 면역세포의 역할을 돕는 치료제와 백신 개발에 나섰습니다. 인류와 코로나19의 거대한 군비경쟁이 시작된 것입니다. 과연 누가 살아남을 것인가. 이 군비경쟁은 두 생명체의 생존을 건 극한 전쟁입니다.

2020년 12월, 세계 최초로 영국에서 코로나19 백신 접종이 시작되었습니다. 백신 접종률이 높은 국가의 경우, 코로나19의 위협에서 벗어나 정상적인 사회생활로 복귀할 가능성이 커지고 있습니다. 아직 안심할 수는 없지만, 코로나19와의 군비경쟁에서 인류가 승기를 잡은 듯 보입니다. 이제 코로나19에 대한 공포가 서서히 줄어들 것처럼 보입니다.

그러나 백신이 개발되고 확보될 때까지 세계 각국에는 수많은 희생자가 발생했습니다. K-방역이 세계적으로 호평받았던 이유는 백신이 확보되기까지 불확실하고 긴 시간 동안 확진자와 사망자 발생을 최소화했기 때문입니다. 이 성공은 결코 우연이 아닙니다. 2015년 메르스[3] 유행 당시 방역에 실패했던 뼈아픈 경험을 되풀이하지 않기 위해 방역 당국이 방역체계를 철저히 정비해온 덕분입니다. 미지의 감염병인 '질병 X(Disease–X)[4] 발생에 대비하지 않았다면 이런 성공은 얻을 수 없었을 것입니다.

1장에서는 우리나라 감염병 관리체계가 어떻게 혁신을 이루어왔는지, 포스트 코로나 시대의 감염병 관리와 연구에 있어서 풀어야 할 과제는 무엇인지 알아보았습니다.

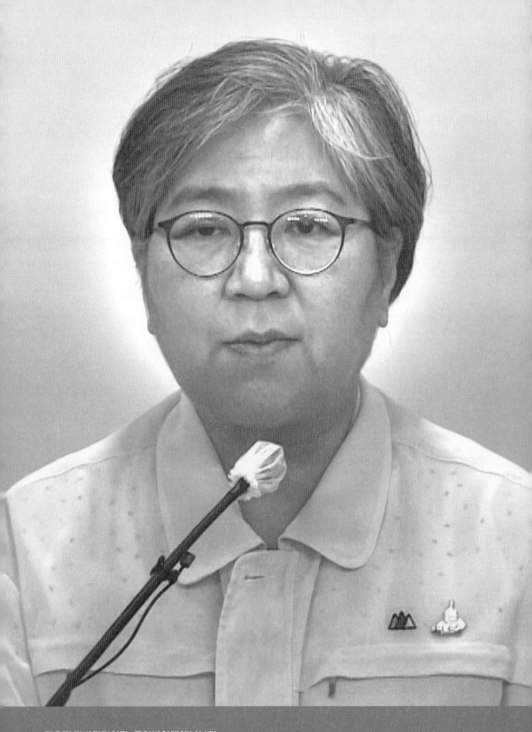

**정은경 질병관리청장, 중앙방역대책본부장**

1965년생. 서울대학교 의과대학을 졸업하고 동 대학원에서 보건학 석사, 예방의학 박사 학위를 받았습니다. 보건복지부 연구관으로 임용된 후부터 국립보건원 전염병정보관리과 과장, 보건복지부 질병정책과 과장, 질병관리본부 긴급상황센터 센터장, 초대 질병관리청장을 역임했습니다. 2021년 현재 중앙방역대책본부장이자 질병관리청장으로서 코로나19 방역 전체를 총괄 관리하고 있습니다.

# 신종 바이러스의 공격을 K-방역으로 막아내다

**정은경 질병관리청장**

신종 감염병을 통제하는 일은 시간과의 전쟁입니다. 아무리 좋은 치료제와 백신이 나온다고 해도 너무 많은 생명을 잃고 난 다음이라면 소용이 없기 때문입니다.

그래서 한국 방역의 중심에 선 질병관리청 긴급상황실은 신종 감염병 발생 초기부터 전쟁을 지휘하는 사령실이자 숙소가 되었습니다. 코로나19 발생 초기였던 2020년 2월 25일, 영국 BBC 방송사가 '바이러스 사냥꾼'이라는 별명을 붙여준 정은경 질병관리청장은 브리핑 시간에 머리카락을 짧게 자르고 나타났습니다. 시시각각 변화하는 상황에 대응하느라, 이미 평소처럼 출퇴근하는 건 생각할 수 없었고, 머리 감는 시간조차 아껴야 했기 때문이었습니다.

영국 BBC 방송사에서는 2020년 '올해의 여성 100인'을 선정했는데, 이 명단에 포함된 한국인 여성은 정은경 질병관리청장이 유일했습니다. 코로나19 대유행의 와중에도 세계의 변화를 이끈 여성으로서 영국 옥스퍼드 대학에서 코로나19 백신 개발을 주도한 사라 길버트 교수 등과 함께 이 명단에 이름을 올린 것입니다.

2021년 11월 현재 코로나19는 아직도 우리를 괴롭히고 있지만, 우리나라에서는 단계적으로 일상을 회복하기 위한 '위드 코로나' 단계가 시작되었습니다. 코로나19 대유행으로 지금까지 국내에서 발생한 누적 확진자는 약 40만 명, 사망자는 3,000여 명을 넘었지만, 우리나라의 치명률은 0.79%로 전 세계 최저 수준을 유지하고 있습니다. 또한 코로나19 백신 접종을 완료한 국민은 약 80%로, 세계에서 가장 빠른 수준의 접종 속도를 보이고 있습니다.

2년 가까운 기간 동안 중앙방역대책본부장으로서 우리나라의 코로나19 방역을 책임지고 있는 정은경 질병관리청장과 서면 인터뷰를 진행하여, 우리나라가 코로나19 대유행에 어떻게 대처해왔는지, 또 앞으로 남은 과제는 무엇인지 알아보았습니다.

# interview

2021년 11월 1일부터 '단계적 일상 회복(위드 코로나)'으로 방역체계가 전환되었습니다. 방역 강도가 단기간에 큰 폭으로 완화되면서, 한고비를 넘은 것 같은 느낌이 들어 안도하는 국민이 많은 것 같습니다. 코로나19의 완전한 종식은 언제쯤 가능할 거라고 예상하십니까?

많은 사람이 코로나19가 하루라도 빨리 종식되기를 희망하고 있습니다. 그런데 올해 들어 전 세계적으로 델타 변이 바이러스가 급속하게 확산하면서 코로나19의 전염력이 매우 높아지고 있고, 백신의 감염 예방효과가 감소함에 따라 예방 접종만으로 코로나19를 종식하기는 어려워졌습니다. 아직도 새로운 변이 바이러스가 추가로 출현할 가능성이 있고, 글로벌 유행 통제가 쉽지 않은 점 등 불확실성이 많아 코로나19 종식은 어려운 상황입니다. 코로나19를 종식하기는 어렵지만, 예방 접종으로 위중증 발생과 사망률을 줄이고, 마스크 착용하기, 손 씻기, 자주 환기하기, 거리두기 등 지금까지 해왔던 생활 방역 수칙을 계속 지키면서 코로나19를 우리 사회가 감당할 수 있는 범위 내에서 통제하는 것이 중요합니다. 코로나19 대유행은 아직 진행 중이며, 풀어야 할 과제는 여전히 많습니다.

신종 감염병은 언제나 인류를 위협해왔지만, 코로나19는 지금까지 경험했던 감염병 중에서도 첫손에 꼽힐 만큼 강력한 감염병인 것 같습니다. 전 세계가 2년 가까이 고통받고 있는데도 아직 종식 가능성이 크지 않으니까요.

2000년 이후에 유행했던 사스, 메르스도 코로나19 바이러스와 같은 코로나바이러스였습니다. 그런데, 사스나 메르스보다 코로나19의 전염력과 치명률이 훨씬 더 높습니다. 게다가, 증상이 발생하기 이틀 전부터 발병 초기에 전염력이 가장 높은데, 감염 초기에는 증상이 없거나 심하지 않기 때문에 본인이 감염되었다는 걸 자각하지 못한 채 많은 사람과 접촉하여 전파하게 되지요. 특히 고령층, 기저질환자 등 고위험군에서 치명률이 높다는 특성이 있으므로 코로나19는 통제하기가 매우 어려운 감염병이라 할 수 있습니다.

코로나19가 대유행했던 지난 2년 동안을 돌이켜 보면, 2020년 2~3월 유행 초기에는 이 감염병이 이렇게 오래 지속될 것이라고는 아마 대부분 예상하지 못했을 것입니다. 처음으로 경험하는 이 심각한 감염병 때문에 일상이 무너지는 사람들이 점차 늘어났고, 그로 인해 많이 혼란스럽기도 했습니다. 우리나라 방역의 최고 책임자로서 지난 2년 동안 가장 힘들었던 순간은 언제였나요?

**지난 2년간 코로나19에 대응하면서 가장 힘들었던 점은, 이 싸움이 '불확실성과의 싸움'이라는 것 때문입니다.** 그동안 경험해본 적이 없는 신종 감염병이었기 때문에, 유행 초기에 이 바이러스의 특성을 파악해서 근거에 기반한 대응 체계를 만드는 일이 쉽지 않았습니다. 처음으로 도입하는 각종 조치도 많았고요. 많은 것들이 불확실한 상황에서 의사 결정을 하고 실행에 옮겨야 했는데, 그 결정이 국민의 생활에 큰 영향을 미치기 때문에, 매 순간 '이

것이 과연 가장 타당한 결정인가'라는 생각이 들어서 힘들었습니다. 특히 4차례 유행에 대응하면서 현장 역학 대응 역량의 부족, 그리고 병상과 의료인력의 한계를 절감했습니다. 올해 들어 백신 접종이 시작되고 난 다음부터는 백신 수급이 계획대로 되지 않았고, 접종 후 이상 반응에 대해 대응하는 일도 쉽지 않았습니다. 또 사회적 거리두기가 장기화하면서 교육, 돌봄, 민생과 관련한 문제들이 점차 누적되고 있어서 마음이 매우 무겁습니다.

우리나라 국민은 2015년에 메르스 사태를 경험했지만, 이번 코로나19 방역 조치는 그때와는 비교가 안 되는 수준이었습니다. 지금까지 감염병 때문에 이 정도로 강력하게 통제를 받아본 적이 과연 있었나 싶을 정도였습니다. 2020년 봄, 코로나19 확산 초기에는 일부에서 불편함을 호소하는 목소리도 나왔고 방역 당국에 협조하지 않는 사람들도 나오는 등 방역 정책을 추진하는 과정이 결코 순조롭지만은 않았을 것으로 생각합니다. 정책 추진에서 가장 중점을 두었던 부분은 무엇인가요?

**코로나19 방역 조치를 위해 우선 고려했던 점은, 첫 번째로 코로나19가 전파되어 확산하는 상황을 차단하는 것이었습니다.** 이를 위해 광범위한 코로나19 검사, 접촉자 조사와 격리, 환자 격리 치료, 검역 등 역학적인 대응을 했습니다. **두 번째로는 적극적인 확진자 격리 치료를 통해 위중증으로 악화하는 것을 차단하고, 궁극적으로 사망하지 않도록 예방하는 것이었습니다. 세 번째로는 대규모 지역사회 확산을 차단하는 것이었습니다.** 구체적인 조치로 마스크 착용하기, 손 씻기, 자주 환기하기 등 개인 방역 수칙과 함께 사람 간 접촉을 줄이는 '사회적 거리두기'를 시행했습니다.

'사회적 거리두기'라는 말도 코로나19 대유행 초기에는 생소한 용어였습니다. 어디까지가 '거리두기'인지 알기 어려웠지요. 2020년 2월에 대구광역시의 종교시설에서 발생한 대규모 집단감염, 5월에 서울특별시 이태원 유흥 시설에서 발생한 대규모 집단감염 등을 겪으면서 '거리두기'에 대해 조금씩 국민적 인식이 확산하지 않았나 싶습니다. '환기가 잘 안 되는 밀폐된 실내에서 말을 많이 하는 것'이 위험하다고 깨닫게 된 것 같습니다.

그렇습니다. 코로나19가 전파되기 쉬운 '위험한 환경'과 '위험한 행동'이 있습니다. '위험한 환경'이란 밀폐된 곳에서 사람들이 아주 가까이 맞닿아 있는 환경을 말하고, '위험한 행동'이란 비말이 많이 발생하고 마스크를 착용하기 어려운 행동을 말합니다. '사회적 거리두기' 조치는 코로나19 대유행의 위험 정도에 따라 단계별로 차등화하여 적용해왔습니다. 위험도에 따라 다중 이용시설 등에 집합 제한, 시간 제한, 인원 제한 등의 조처를 했습니다.

'사회적 거리두기'가 장기화하면서 이로 인한 피로감을 호소하는 사람들이 하나둘 생겨났습니다. "언제까지 이렇게 살아야 하나"라는 말을 하는 사람들이 늘었습니다. 특히 소상공인 중에는 큰 경제적 피해를 보고 폐업에 내몰리는 분들도 생겼습니다.

코로나19 유행이 지속되고 사회적 거리두기가 장기화하면서 교육과 돌봄 분야에서 공백이 발생했습니다. '코로나 우울' 등 심리적인 문제가 늘어났고, 자영업·소상공인 등 민생 경제에서 피해를 보는 사례가 누적되었습니다. 그런 분들이 늘어나고 있다는 뉴스를 듣는 것이 제게는 가장 고통스러운 일이었습니다.

하지만 그렇다고 해서 적절한 방역 조치 강화 시점을 놓쳐 유행이 확산하면, 결국 경제와 민생의 피해는 더 커지고, 유행 통제는 더욱더 어려워지는 악

순환에 빠질 수 있습니다. 그래서 방역과 민생이 균형을 이룰 수 있도록, 적절한 시기에 방역단계를 조정하고, 효율적이고 효과적인 방역 조치 범위를 정하기 위해 노력했습니다.

정은경 질병관리청장께서는 예방의학 박사이자 보건 분야 전문가로서 오랫동안 국가의 감염병 관리 업무를 담당하셨습니다. 2015년에 메르스 사태가 발생했을 때는 방역 당국에 많은 비판이 쏟아졌지만, 그 이후 방역 정책을 획기적으로 개선하셨다고 알고 있는데요. 방역 시스템을 어떻게 개선하고 추진해오셨는지 궁금합니다.

2000년 이후 우리나라에서 감염병이 크게 유행한 사례를 꼽는다면, 홍역, 사스, 신종인플루엔자, 메르스 등 4개의 감염병을 들 수 있습니다. 이들 감염병의 유행 위기를 겪으면서, 어떻게 하면 감염병 대응 체계를 발전시킬 수 있을지 고민했습니다.

먼저, 2000~2001년에 홍역이 유행했을 때는 초·중·고등학교 학생들을 대상으로, 홍역 일제 예방 접종(Catch-up campaign)을 시행하여 집단면역을 높이면서 유행을 통제하였습니다. 그리고 초등학교 입학 시 홍역 예방접종증명서를 제출하게 하여 접종률을 계속해서 유지하면서, 동시에 홍역 감시체계 및 역학조사를 강화하였고, 결국 2006년에는 홍역 퇴치 선언을 할 수 있었습니다. 이때 감염병 유행 통제를 위해 대규모 예방 접종을 시행했던 경험이 코로나19 예방 접종 추진에 큰 도움이 되었습니다.

2003년 사스 유행 때에는 우리나라에서는 심각한 피해가 발생하지 않았지만, 발열 감시 기반 검역체계를 새롭게 도입하였고, 호흡기 전파 감염병 환자 격리를 위해 음압 격리병상을 확충하기 시작했습니다. 또, PCR(유전자 증폭) 검사 시스템도 강화하였습니다.

신종인플루엔자가 유행했던 2009년에는 검역을 통해 해외 유입을 지연시키고, 사전 비축하였던 항바이러스제와 의료 대응 체계를 통해 환자들을 치료했습니다. 또 이때 국내에서 백신을 자체 생산했다는 점을 모르시는 분들이 많은 것 같은데요. 국내 자체 생산 신종플루 백신으로 단기간에 대량 접종을 시행하여 유행을 통제할 수 있었습니다. 현재 H1N1 신종플루 바이러스는 매년 유행하는 일반 인플루엔자로 관리하고 있습니다.

2015년, 메르스가 중동지역에서 국내에 유입되어 주로 의료기관 감염을 통해 확산하였고, 의료기관이 폐쇄되는 등 큰 피해가 발생했습니다. 이 일을 계기로 감염병의 무서움을 알게 된 분들도 많았을 것으로 생각합니다. 이 당시 피해가 심각했기 때문에, 유행이 지난 후 대응 역량을 확충하기 위해 힘을 많이 쏟았습니다. 감염관리실 설치와 감염관리인력 확충, 감염관리 보험수가 신설 등 의료 감염관리를 강화하였으며, 중앙·권역 감염병 전문병원을 도입했습니다. 특히 역학조사관을 확충하고, 감염병 위험 평가와 위기 소통 등 방역 대응 역량을 확충하기 위해 노력했습니다.

메르스 유행 이후, 의료 감염을 관리할 수 있는 능력이 향상되었고, 이번 코로나19 대처 상황에서 그 능력이 발휘되어 의료기관 내 전파를 최소화할 수 있었습니다. 또, 역학조사와 진단검사역량 등으로 방역 대응을 할 때도 과거의 경험은 큰 도움이 되었습니다. 여러 차례의 감염병 대유행과 위기를 겪으면서 우리나라의 감염병 대응 능력은 향상되었습니다. 하지만 여전히 부족한 점이 많습니다. 따라서 대규모 신종 감염병이 발생했을 때 신속하게 대응하기 위해서는 방역, 의료 측면을 강화하는 것뿐만 아니라, 전반적인 사회 시스템 속에서 감염병 대응 역량을 높이고, 인프라를 확충하는 등 보완이 필요하다고 생각합니다.

2021년 11월부터 '단계적 일상 회복(위드 코로나)'이 시작되었는데, 백신 접종률이 70%를 넘었던 지난 10월 말부터 확진자 중심이 아닌 위중증·사망자 관리 중심으로 방역체계를 전환하기 위해 준비하셨다고 알고 있습니다. 현재 전국 완전 접종률이 약 80% 수준인 상황인데요. 이제 안전해졌다고 보시는 건가요?

2021년 11월 1일부터 시작된 '위드 코로나', 즉 '단계적 일상 회복'은 현재 1단계 전환이 진행되고 있습니다. 단계적 일상 회복으로 전환한 것은 현재 상황이 안전해졌기 때문은 아닙니다. 코로나19 대유행이 장기화하면서 교육, 돌봄, 민생 경제에서 어려움을 겪는 분들이 늘어났고, 특히 취약계층에 피해가 집중되어, 현재 상황을 고통스러워하는 분들이 많습니다. 높아진 백신 접종률을 기반으로, 우리 사회가 감당할 수 있는 수준의 위험을 감수하면서, 지속 가능한 사회 및 의료 대응 체계로 전환할 필요가 있었습니다. **현시점에서 코로나19를 완전히 퇴치할 수는 없지만, 코로나19로 인한 위험과 피해를 최소화하면서 최대한 안전하게 공존할 수 있는 방법을 찾고자 노력하고 있는 것입니다.**

그런데 '단계적 일상 회복' 시기에 들어온 이후, 식당, 카페 등의 시설에 대한 영업시간 제한이 없어지고, 사적 모임 제한도 느슨해지는 등 방역 조치가 완화되면서, 최근 신규 확진자가 2,000명대 중반까지 증가했고, 위중증 환자 수가 급증하는 등 불안한 상황이 계속되고 있습니다.

사실, 단계적 일상 회복은 '가보지 않은 길'입니다. 향후 유행상황을 예측하기는 매우 어렵고, 불확실성과 위험요인이 많이 존재합니다. 아직도 코로나19 백신 국내 미접종자 수는 1,000만 명에 이르고, 미접종 고위험군에서 코로나19는 여전히 치명적입니다. 의료체계의 부담도 커질 수 있습니다. 또, 실내전파위험이 커지는 계절인 겨울철이 시작되었고, 인플루엔자(독감) 같은 호흡기 감염병의 부담도 가중될 위험이 있습니다. 변이 바이러스의 불확실성도 여전하고, 코로나19 백신 접종 이후 수개월이 지나면서 백신 면역도가 감소하여 돌파 감염되는 사례도 증가하고 있습니다. 거리두기가 완화되면 일정 정도 확진자가 증가할 것으로 예상합니다. 만약 우리가 경계심을 늦춘다면, 그 순간, 유행 확산은 더 가속화될 수 있을 거라 보고 있습니다.

코로나19를 경험하면서 느낀 점 중 하나는, 평범한 일상의 소중함입니다. 예전에는 아무렇지도 않게 하던 일들을 코로나19 때문에 못 하게 되면서 답답함과 아쉬움을 느낍니다. 과연 예전의 일상으로 돌아갈 수 있을지 의문스러워하는 분들도 많은 것 같습니다.

단계적 일상 회복은 예전 일상으로 돌아가는 것이 아닙니다. 더 안전하고, 더 나은 일상을 만들어야 합니다. **학교, 직장, 다중이용시설, 종교시설, 지역사회의 안전한 일상을 지키기 위해서는 모든 사람의 참여와 협력, 공동체의 연대가 필요합니다.** 코로나19 대유행을 통제하고 일상으로 회복하기 위해서는 무엇보다도 코로나19 백신 접종과 방역 수칙 준수가 중요합니다.

하지만 그동안 코로나19로 인해 생활에 제약을 많이 받았기 때문인지, 위드 코로나 단계로 넘어오면서 사람들이 해방감을 많이 느끼는 것 같고, 또 실제 활동량도 늘어난 것 같습니다. '이제는 마스크 벗어도 되겠지, 사람들 만나서 밤늦게 술집 같은 곳에 가도 괜찮겠지'라고 생각하는 사람들도 보이고요.

거리두기가 완화되면 코로나19 백신 미접종자들이 감염에 노출될 위험이 더 커집니다. 단계적 일상 회복이라고 해도, 지금까지 해왔던 방역 수칙을 지켜야 합니다. 또, 코로나19 백신 미접종자들의 접종을 계속해서 추진하고, 2021년 상반기에 일찌감치 코로나19 백신을 접종받은 60대 이상 고령층에 대한 추가접종도 신속하게 시행할 필요가 있습니다. 코로나19 백신 접종 후 시간이 지나면서 면역력이 감소하고, 돌파 감염이 증가하고 있기 때문입니다. 책임감 있는 시민이라면, 해방감을 느낄 게 아니라, 마스크 착용, 손 씻기, 실내 환기하기, 아플 때 검사받기 등 지금까지 해왔던 것과 같은 방역 수칙을 지켜야 합니다.

코로나19 백신을 접종한 사람 중에서 이상 반응을 보이는 분들이 있습니다. 기저질환 없이 건강하던 젊은 사람이 백신 접종 후 얼마 지나지 않아 갑자기 쓰러져 의식 불명 상태가 되었다거나, 갑자기 숨졌다는 뉴스가 가끔 들려오는데요. 백신과 직접적인 인과관계가 없다고는 하지만, 그런 사례를 듣다 보면 코로나19 백신의 안전성에 대해 불안해하는 분들의 의견도 고려할 필요가 있다는 생각이 듭니다. 방역 당국에서는 이 문제에 대해 어떤 대책을 세우고 있습니까?

방역 당국은 앞으로도 계속해서 코로나19 백신 접종률을 최대한 높여나가고, 추가접종도 신속히 추진할 방침입니다. 이상 반응에 대해서는 코로나19 백신 안전성위원회를 구성해서 독립적·전문적으로 조사할 수 있도록 하고, 보상 범위를 확대해나가려고 합니다. 중증 환자를 중심으로 의료 대응 체계를 보강하고, 무증상·경증 환자의 재택 치료를 확대하면서 의료자원을 효율적으로 이용할 수 있도록 하겠습니다. 역학조사와 진단체계는 예방접종력 등 위험도를 고려하여 효율적으로 조정할 예정입니다. 코로나19 백신 접종

증명·음성 확인제를 도입해서 백신 접종자 중심으로 거리두기를 완화하되, 백신 미접종자가 차별받지 않도록 신중히 추진해나가겠습니다.

우리나라에서는 질병관리청 중심으로 코로나19에 대처해왔습니다. 앞으로도 미지의 신종 감염병이 또 발생할 수 있는데, 신종 감염병 유행에 대비하여 우리나라가 보완해야 할 점은 무엇인가요?

**감염병 위기는 건강 문제이면서 동시에 사회 안전과 국가 안보의 문제이기도 합니다.** 그래서 감염병 위기 대비·대응 역량을 높이기 위해서는 많은 분야에서 전문성을 가진 인재들이 필요합니다. 감염병 감시, 진단검사, 역학조사, 검역, 감염관리, 소통, 국제협력, 연구개발 등의 분야에서 활동할 인재들의 역량을 더욱 높여야 하고, 중앙-지방 정부의 협력체계, 정부-의료계-민간 전문가 거버넌스 강화도 필요합니다.

또 광역자치단체와 기초자치단체의 감염병 대응 역량을 양적·질적으로 강화해야 하는데요. 안정적인 조직과 인력을 기반으로, 평소에 결핵, 의료 관련 감염 등 감염병에 관련된 경험을 쌓아야 합니다. 감염병 관리 대응 경험이 축적되어야 위기가 닥쳐왔을 때 흔들림 없이 잘 대처할 수 있기 때문입니다.

**감염병 위기는 보건 분야에서 노력한다고 해서 완전히 해결할 수 있는 게 아닙니다.** 사회 분야별로 감염병을 관리할 수 있는 전문가를 확보해야 합니다. 의료기관뿐만 아니라 학교, 사업장, 군부대, 다중이용시설, 사회복지시설 등 영역별로 감염병 관리 전문가를 평상시에 확보하여 시스템을 구축해야 합니다.

감염병 대응을 위해서는 무엇보다 '사람'과 '시스템'이 중요합니다. 역학, 진단, 의료, 연구 등 분야별 전문인력을 충분히 확충하고, 전문인력들이 효율적으로 일할 수 있는 시스템을 갖추기 위해 투자를 확대할 필요도 있습니다.

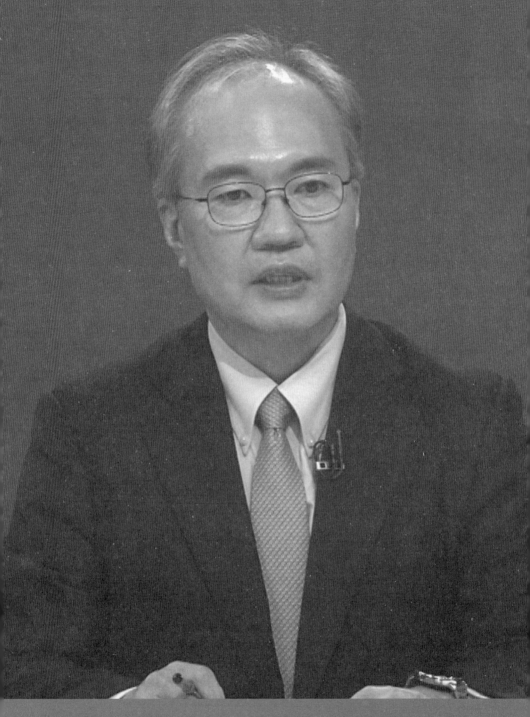

**권준욱 질병관리청 국립보건연구원장**

1965년생. 연세대학교 의과대학을 졸업하고 미국 미시간대학교 보건대학원에서 역학 석·박사 학위를 받았습니다. 보건복지부 보건사무관으로 임용된 후부터 질병관리본부 감염병관리센터장, 보건복지부 공공보건정책관 등을 역임했고, 2021년 현재 중앙방역대책본부 부본부장으로서 정은경 질병관리청장과 함께 코로나19 방역과 관련된 언론 브리핑과 국산 백신 개발 실무를 진두지휘하고 있습니다.

# 이제는 백신과
# 치료제 국산화를 준비할 때

권준욱 질병관리청 국립보건연구원장

오랫동안 정은경 질병관리청장과 함께 감염병 관리를 해온 권준욱 국립보건연구원장도 매주 목요일 중앙방역대책본부에 나와 브리핑을 했습니다. 코로나19 델타 변이 바이러스가 확산하던 2021년 여름에는 〈생로병사의 비밀〉 '긴급점검 코로나19 델타 변이 비상'(2021년 7월 7일 방송) 편과 '특별생방송 코로나19 델타 변이 확산'(2021년 8월 18일 방송) 편에 직접 출연하여, 델타 변이 바이러스에 대한 정확한 정보를 자세히 설명했고, 변이 바이러스에 궁금증과 두려움을 느끼던 시청자들을 안심할 수 있게 해주었습니다.

코로나19 대유행으로 중앙방역대책본부 제2부본부장을 맡게 된 권준욱 국립보건연구원장을 제가 처음 만난 것은 2009년 4월 말이었습니다. 당시 신종플루5 환자가 발생하기 시작했고, 다큐멘터리를 제작하는 〈KBS스페셜〉 팀에서는 '긴급보고 SI(신종플루) 진앙지, 멕시코를 가다'(2009년 5월 3일 방송)라는 제목으로 신종플루가 한국 사회에 미칠 영향을 파악하는 긴급 방송을 준비했습니다. 2009년 당시 중앙방역대책본부 전략지원반 과장이었던 권준욱 원장은 신종플루라고 하는, 아직 정체를 알지 못하는 감염병에 대한 제한적이지만 과학에 근거한 정보를 제공했고, 방역지침을 따르도록 국민을 설득하는 역할을 담당했습니다.

감염병을 효과적으로 통제하기 위해서는 인구 집단의 적극적인 협조가 필수적이기 때문에, 공식적인 커뮤니케이션 채널이 얼마나 신뢰를 얻느냐가 방역의 성패를 좌우합니다. 이후에도 권준욱 원장은 2015년 보건복지부 공공보건정책관으로서 정은경 당시 질병관리본부 긴급상황센터장과 함께 메르스 유행을 통제하는 역할을 맡았고, 그 당시의 경험을 살려 2020~2021년 코로나19 대유행 상황에서도 큰 활약을 보여주고 있습니다.

　　권준욱 질병관리청 국립보건연구원장을 만나 우리나라가 코로나19 대유행 종식 이후에 무엇을 준비해야 하는지 알아보았습니다.

# interview

코로나19 대유행 상황에서 국민은 정부의 발표, 한마디 한마디에 무척 민감하게 반응했습니다. 정부 발표가 일상생활에 큰 제약을 가했기 때문입니다. 특히 유행 초기에는 정확한 정보가 별로 없었기 때문에 다들 더 많은 정보를 알고 싶어 했습니다. 코로나19 진행 상황을 브리핑할 때 특히 신경 쓰신 점은 무엇입니까?

의학적 근거에 기반해 감염병의 정체와 예방법을 정확하게 알려드리고, 국민이 궁금한 사안에 대해서 충분하다고 느낄 때까지 대답해드리는 것이 소통의 실체라고 생각합니다. 신종 감염병이 발생하면 초기에는 모든 것이 궁금합니다. '전파는 어떻게 이루어지고, 어떻게 피하는지, 누가 중증에 걸리는지, 사망자는 얼마나 생기는지, 어떻게 하면 감염이 안 되는지' 등 국민의 끊임없는 질문에 대해서 답을 드려야 합니다.

소통은 소통 자체보다는 소통에 앞서서 소통의 내용이 되는 지식과 근거를 빨리 준비하는 것이 핵심입니다. 그 부분은 현장 역학조사관들의 손에 달려 있습니다. 특히 감염병 유행 초기에 역학조사가 잘 이루어져야 합니다. 역학조사에서 자료가 쌓이면 쌓일수록 빅데이터가 되어 그 감염병이 전파되는 경로를 정확히 알게 됩니다. 역학조사를 통해 감염병의 잠복기가 얼마나 되는지, 증상이 나타나기 전에도 전파되는지, 전파는 어떻게 이루어지는지 알 수 있습니다.

코로나19 대유행 초기에 2m 거리두기라는 이야기가 나왔습니다. 이 이야기가 나올 수 있었던 것도 과거에 두창[6]을 퇴치하면서 비말[7] 형태로 전파되는 감염병은 90cm 정도의 거리 이상만 떨어지면 전파가 안 된다는 걸 이미 알고 있었기 때문입니다.

이렇게 역학조사를 통해서 입증된 내용을 빠르게 국민께 알려드렸고, 마스크 착용 등 개인적 거리두기와 집합 금지 등 사회적 거리두기로 코로나19의 비말 전파를 적절히 차단할 수 있었습니다. 이번 코로나19 대유행 초기 상황에서 우리나라는 역학조사가 잘 이루어졌습니다. 역학조사를 담당한 조사관, 역학조사에 협조한 의료기관과 의료진의 노력으로 얻어진 결과물이 잘 수집되고 분석된 것이 정확한 소통의 근간이 되었습니다.

코로나19가 국내에 유입되기 시작했을 때는 혼란스러운 정보가 나온 적도 있었습니다.

코로나19 대유행 초기에는 근거가 부족하거나 잘못된 정보가 있었습니다. 예를 들어 코로나19 대유행 초기에는 세계보건기구나 미국에서 나온 정보를 근거로 마스크 착용이 불필요하다는 식으로 전달했었습니다.

한 번의 소통을 위해서는 해외기관의 지침과 정책들, 관련된 주요 의학 논문들, 외신 뉴스들, 국내에서 발생한 상황을 곱씹으면서 분석해야 했습니다. 정보 분석에 매달려 있는 인력들은 다른 일도 동시에 해야 하니까 상당히 힘든 경우가 많았습니다. 그러나 시간이 흐르고 정보가 쌓이면서 소통을 지원하는 체계도 좀 더 정비되었고, 훨씬 더 체계적이고 분석된 자료들이 나갈 수 있었습니다. 심지어는 우리나라 스스로 역학조사를 한 내용을 가지고 논문도 쓰고, 그 연구를 토대로 밝혀낸 정보를 국민에게 전달했습니다. 예를 들어서 환기가 잘 안 되는 상황에서 코로나19는 호흡기 전파에 가깝고, 그런 것들이 유흥 시설이나 환기가 안 되는 밀폐된 지하에 있는 종교 시설에서 발생한다는 것을 말씀드릴 수 있었습니다.

우리나라 상황을 근거로 만들어진 코로나19 정보를 국민은 더 살아 있는 정보로서 받아들였기에 예방관리에 더욱 효과적으로 활용할 수 있었습니다. 최근 브리핑을 통해 소통하는 정보는 코로나19 관리뿐만 아니라 예방접종, 연구 개발로도 확대되었습니다. 연구 개발 정보 중에는 이미 우리 손으로 개발한 코로나19 치료제와 임상시험 중인 백신에 관한 부분도 들어가 있습니다. 따라서 시간이 흘러갈수록 코로나19 대유행의 초기 소통과 현재 소통에는 그런 발전된 모습들이 담겨 있는 점이 큰 차이입니다.

미국 식품의약국(FDA)과 영국 BBC 방송사 등에서는 우리나라를 코로나19에 잘 대응한 사례로 손꼽으면서, 3T라고 불리는 '검사(Testing), 추적(Tracing), 치료(Treatment)'에서 성공했다는 분석을 내놓기도 했습니다.
'검사' 분야에서는 감염병 검진 기술에 약 270억 원에 달하는 대규모 자금을 투자하고, 대유행에 대비한 신속승인제도를 도입한 것이 주효했다고 보았습니다. '추적' 분야에서는 감염병 예방통제법을 개정하여 코로나19 감염 의심자를 신속하게 자가 격리할 수 있도록 조치했다는 점을 좋게 평가했습니다. '치료' 분야에서는 1,000여 개의 음압 병상을 확보하여 조기 치료한 것이 사망자를 최소화할 수 있었던 요인이었다고 분석했습니다.
이렇게 해외에서 K-방역을 높이 평가했는데요. 중앙방역대책본부 제2부본부장으로서 우리나라가 방역에 성공한 요인은 무엇이라고 보십니까?

**첫째, 과거 실패와 경험을 거울삼아 감염병 관리체계를 잘 개편한 것이**

**효과적이었습니다.** 그동안 일부 축적된 경험이 있었습니다. 국내에서도 온 갖 감염병이 창궐했었습니다. 그러한 감염병이 등장할 때마다 우리는 감염병을 관리하는 체계를 다져왔습니다. 과거 보건사회부의 방역과가 국립보건원으로 이전해서 현장 감염병 관리를 시작했고, 질병관리본부가 출범했고, 이번에 질병관리청이 출범하면서 실질적인 조직 개편뿐만 아니라 역학조사도 이루어졌습니다. 과거의 역학조사는 김정순 서울대학교 보건대학원 명예교수와 같은 전문가 몇 분에 의해 이루어졌었는데, 이제는 거의 세 자리 숫자의 역학조사관을 우리가 갖추게 되었습니다. 그런 요인들이 쌓이고 쌓여서 이렇게 되었다고 봅니다.

**둘째, 무엇보다도 국민의 적극적인 호응과 협조가 매우 중요했다고 봅니다.** 위생과 개인 방역수칙을 준수하는 우리나라 국민의 협조와 참여 수준은 놀라울 정도로 높습니다. 제가 백신 양해각서를 체결하기 위해 미국을 다녀왔지만, 미국은 마스크 착용, 개인위생의 준수 등에서 우리나라와 비교할 수준이 못 되었습니다.

**셋째, 의과학은 물론 다양한 전문가 집단의 참여입니다.** 과거에 정부 방역 당국이 일방적으로 선두에 서서 일을 이끌었다면, 지금은 전문가 집단이 많이 협조하고 함께 일했습니다. 그렇게 사회적 합의를 이루면서 방역 대책도 국민의 호응을 더 얻어낼 수 있었습니다.

**넷째, 창의적인 노력입니다.** 이번 코로나19 대유행에 드라이빙 스루 검사를 시도하고, 여러 가지 모바일앱을 이용하고, 심지어 백신 접종에 있어서 잔여 백신을 활용하는 아이디어까지 나왔습니다. 네이버나 카카오와 같은 민간 회사도 적극적으로 협력했습니다. 그동안 위기를 겪을 때마다 민·관·학·연·산 등 각 분야가 협조하는 체계가 다져져 왔기 때문에 K-방역이 성공할 수 있었다고 생각합니다.

2020년 12월에 코로나19 백신 접종이 영국에서 처음으로 실시되면서 코로나19 대유행에 대한 각 국가의 대응은 새로운 국면으로 접어들기 시작했는데요. 우리나라에서도 최근 백신이 상당히 확보되고 백신 접종률이 가파르게 상승하면서 '위드 코로나' 단계가 시작되었습니다.

권준욱 원장께서는 2021년 5월 미국을 방문했을 때 모더나사(社)와 백신 개발 협약을 체결하셨습니다. 이미 코로나19 백신을 상당히 확보한 상태인데, 국산 백신 개발이 필요하다고 판단하신 이유는 무엇입니까?

코로나19 대유행 시기는 초창기의 방역 중심 대응과 후반기의 백신 접종 대응으로 나눠집니다. 그만큼 백신이 게임체인저 또는 마무리 수단으로 활용된다는 것을 확인할 수 있습니다. 그런데 문제는 백신을 개발·생산하는 나라에서 다른 나라를 신경 쓸 겨를이 없다는 것입니다. 냉엄한 국제사회에서 식량이나 물 부족 사태처럼 백신도 자국민 우선입니다. **따라서 백신 주권을 확보해야만 유사시에 우리 국민건강을 보호할 수 있다는 교훈을 이번에 얻었습니다.**

백신 주권이란 다음 세 가지 단계를 다 확보한다는 것을 의미합니다. 첫 번째 단계는 연구 개발을 통해서 백신을 만드는 것입니다. 두 번째 단계는 만들어진 백신을 임상시험을 통해 효과를 확인하는 것입니다. 세 번째 단계는 허가된 백신을 대량 생산해서 접종하는 것입니다.

이 세 단계 모두 어려운 일이지만, 특히 첫 번째 단계인 연구 개발이 아무래도 장벽이 높습니다. 이를 타개하기 위해서 코로나19 mRNA 백신[8]을 개발한 미국 모더나사와 연구 개발 협력을 하는 것으로 2021년 5월에 상호 양해각서를 체결했습니다.

mRNA 백신은 코로나19 병원체를 확보하지 않고, 코로나19 병원체의 유전자 서열순서만 알아도 백신을 제조할 수 있습니다. 지금까지 백신 개발 방법은 병원체 전체를 불활화[9]하거나, 병원체 일부분의 조각을 따로 떼서 백신의 항원으로 사용하는 식으로 우리 몸에 주입해서 항체를 생성시켜왔습니다. 그런데 이번에 양해각서를 체결한 모더나사의 mRNA를 이용한 백신은 기존 백신과는 개념이 완전히 다릅니다.

따라서 새로운 미래 의료기술을 확보하기 위해서도 국산 백신 개발, 특히 mRNA 기술 확보가 필요합니다. 모더나사의 mRNA 백신의 목표는 코로나19와 같은 감염병이 아니라 암이었습니다. mRNA 백신은 암, 만성질환, 희귀질환 등의 발병에 관련된 유전자를 발현시키지 못하게 만드는 항체를 생성시킬 수 있습니다. mRNA 백신 연구 개발을 통해 우리나라가 앞으로 감염병뿐만 아니라 다른 만성질환이나 희귀질환을 치료할 기반을 마련할 수 있습니다.

저는 국립보건연구원장으로서 코로나19 대유행이 지나가면 우리나라에 남는 게 있어야 한다고 생각합니다. **앞으로 또 다른 감염병이 발생할 때 우리 손으로 백신 개발의 세 단계를 완주할 수 있는 능력을 갖추는 것, 그게 진정한 백신 주권입니다.**

백신 주권까지 확보한다면 감염병에 대한 긴급 대응 능력이 훨씬 좋아지겠네요. 코로나19 대유행으로 발생한 확진자 수와 사망자 수를 비교한다면 우리나라가 미국보다 더 잘 대처했다고 생각합니다. 그런데 본질적인 감염병 관리 시스템 측면에서 우리나라와 미국을 비교해보면 차이가 크게 나타날 것 같습니다.

미국의 감염병 관리 모델은 두 개의 수레바퀴가 균형 있게 굴러가고 있습니다. 하나의 수레바퀴는 1946년에 만들어진 미국 질병통제예방센터(CDC)입니다. 미국 CDC는 우리나라의 질병관리청과 같이 일선에서 감염병과 만성질환에 맞서 싸우고 있습니다.

또 하나의 수레바퀴는 미국의 국립보건원(NIH)입니다. 1887년에 시작된 미국 NIH는 감염병과 만성질환과 관련된 연구 개발을 담당하고 있습니다. 미국 NIH의 연구 개발 역량이 이번 코로나19 백신 개발로 이어질 수 있었습니다. 모더나사의 mRNA 백신 플랫폼 개발도 미국 NIH의 부속 연구소인 국립 알레르기감염병 연구소와 협력해서 이루어진 결과입니다.

미국과 우리나라의 감염병 관리 시스템은 재정과 인적 구성에서 큰 격차가 있습니다. 예산 측면에서 보면, 미국 NIH의 1년 예산은 우리나라 국립보건연구원을 포함한 대한민국의 전체 연구 개발 예산을 다 합쳐서 비교한다 해도 두 배가 넘습니다. 인적 구성에서도 큰 차이가 납니다. 미국의 경우는 중앙에 있는 CDC와 NIH 외에도 각 주 단위로 충분한 역량을 가진 역학조사관들이 활동하고 있습니다. 우리나라의 경우 지방자치단체 단위에서는 보건환경연구원을 중심으로 한 실험실적 기능을 수행하는 데 그치고 있습니다.

미국 수준의 감염병 관리 시스템, 연구 개발 시스템을 갖추려면 상당한 기간이 필요하겠네요? 감염병 관련 의료시스템을 확충하기 위한 계획이 있습니까?

우리나라도 질병관리청의 발전뿐만 아니라 미국의 NIH처럼 연구 개발 체계를 획기적으로 개선할 필요가 있습니다. 코로나19 대유행이 시작된 2020년에 우리나라도 국립감염병연구소와 공공백신개발지원센터가 출범했습니다. 이제 겨우 안전 실험실을 확보해 국산 백신에 대한 실험을 지원할 예정입니다.

그리고 중앙감염병전문병원을 만들 준비를 하고 있습니다. 이번 코로나19 치료제에 대한 임상시험을 하려 했더니, 환자가 전국적으로 흩어져 있고,

따라서 임상시험이 만만치 않았습니다. 미국은 NIH 산하에 임상시험병원과 전국적인 임상시험네트워크가 가동되고 있어서, 연구 참여에 동의한 환자들을 모아서 신속하게 감염병 신약을 임상 시험합니다.

우리나라도 중앙감염병전문병원이 출범하면 국립감염병연구소와 함께 임상시험을 할 수 있습니다. 또 코로나19와 같이 정체를 알 수 없는 감염병이 발생한 초기에 '과연 이 감염병은 환자에 어떤 영향을 주는지, 중증은 얼마나 발생하는지, 치료약제는 무엇이 적합한지, 후유증은 어떻게 되는지, 어떤 특성을 가진 환자들이 중증으로 가는지' 등 수많은 임상적인 질문에 대한 해답을 찾아서 감염병을 조기에 극복할 수 있을 것입니다.

2021년 11월 현재, 코로나19로 인해 세계적으로 확진자가 2억 5,000만 명, 사망자가 500만 명이 넘게 발생했습니다. 코로나19로 인한 세계 평균 치명률이 2.01%에 이를 정도로 코로나19는 인류가 그동안 겪어보지 못했던 강력한 바이러스입니다.
그런데 코로나19로 인한 우리나라의 치명률은 세계 평균보다 훨씬 낮은 0.79%를 기록하고 있습니다. 국내 코로나19 확진자가 40만 명, 사망자가 3,000명을 넘어서고 있지만, 다른 선진국에 비해서는 피해가 적은 편이었습니다.
이런 결과가 나온 데에는 방역의 중심인 질병관리청의 역할이 컸다고 전문가들이 분석하고 있습니다. 코로나19에 대처하는 과정에서 질병관리본부가 질병관리청으로 승격되었는데, 감염병 관리를 전담하는 조직이 필요한 이유는 무엇입니까?

1980년에 에이즈[10]가 등장했고, 2000년 '9.11 테러' 이후 탄저균[11]이 우편물을 통한 생물 테러에 사용되었습니다. 이를 계기로 우리나라 국립보건원의 방역체계가 확대되기 시작했습니다. 2003년에는 코로나바이러스 계열의 사스[12]가 등장하면서, 우리나라 최초의 감염병 전담 조직인 질병관리본부가 출범했습니다.

당시 질병관리본부에서 제일 걱정했던 감염병은 조류나 동물로부터 사람으로 넘어오는 신종 인플루엔자, 즉 인체 간 전파되는 동물 인플루엔자[13]였습니다. 그래서 타미플루[14]와 같은 치료제도 비축했고 인플루엔자[15] 범용 백신 개발에도 노력을 기울였습니다. 그러다가 예기치 않게 2009년 돼지로부터 시작된 신종 인플루엔자의 일종인 '신종플루'가 인류를 위협하기 시작했습니다. 당시 우리나라는 세계에서 아홉 번째로 '신종플루' 백신 개발에 성공하면서 질병관리본부도 한 단계 더 향상되었습니다.

이후 2015년 메르스가 국내 병원 내 감염의 형태로 38명의 안타까운 목숨을 앗아가면서 우리나라를 공포에 몰아넣는 뼈아픈 경험을 했습니다. 2015년 메르스 유행은 과거 감염병 유행과는 완전히 다릅니다. 다른 감염병들은 세계적으로 영향을 주었는데, 2015년 메르스는 우리나라에만 독특한 피해를 주었습니다. 응급실, 일반 병실, 중환자실까지 그동안 누적된 의료체계의 모순을 속속들이 드러낸 감염병 유행이었습니다.

메르스 방역 혼선과 대응 미흡에 대한 처절한 반성으로 질병관리본부가 차관급으로 격상되고 긴급 상황센터가 설치되었습니다. 그리고 병원 내 감염 전파에 대한 인식을 새롭게 하면서, 관련 제도와 건강보험 수가체계가 개편되었습니다. 주요 응급실마다 음압병실이 만들어졌고, 중앙감염병병원의 건립 계획과 같은 관리체계가 수립되었습니다.

이후 2020년 우리나라에도 코로나19 대유행이 발생했고, 이에 대응하는 과정에서 질병관리본부가 승격해 질병관리청이 출범했습니다. 미국 CDC는 1946년에 출범했는데, 우리나라는 미국보다 거의 75년 늦게 질병 관리를 전담하는 전문기구가 제대로 출범한 것입니다. 역사적으로 보면 우리나라는 국민을 위협하는 큰 감염병 사건이 있을 때마다 감염병 관리체계를 계속 개편해왔습니다.

우리나라 방역 역사에서 2015년 메르스 유행이 무척 중요한 위치를 차지하고 있다는 생각이 듭니다. 당시에 방역 실패라고 규정되고, 사회적 파문이 일어났던 이유는 메르스가 우리나라 이외에 다른 나라에서는 그다지 유행하지 않았고, 유독 우리나라만 큰 인명 피해를 보았기 때문이군요.

하지만, 메르스 방역 실패에 대해 반성하고 후속 대책을 마련했던 것이 이번 코로나19 대유행에서 상당히 효과를 보였습니다. 이번 코로나19 대유행이 지나가고 포스트 코로나 시대가 시작되면 또 다른 감염병이 유행할 수도 있는데요. 이에 대비하기 위해서는 어떤 준비가 필요합니까?

**우리나라가 코로나19 방역에 효과적으로 대처할 수 있었던 것은 새로운 감염병 유행을 최대한 미리부터 대비한 노력이 컸습니다.** 2000년 생물 테러가 발생하자마자 우리나라는 생물 테러에 대응하는 체계를 수립했고, 심지어 두창에 대한 백신까지도 비축했습니다.

2015년 메르스 방역 실패 이후 당시 질병관리본부는 미국 등과 글로벌 보건안보구상[16]이란 국제협력을 주도하면서 생물 테러를 포함해서 매년 신종 감염병 발생 상황을 가정한 훈련을 해왔습니다. 최근 몇 년간은 비말 형태로 전파되는 호흡기 감염병이 우리나라에 유입될 수 있다는 가정하에 감염병 관리체계를 점검하고 훈련했었습니다.

그런데 우연히도 감염병 대비 훈련에서 대비했던 것과 비슷한 방식으로 전파되는 호흡기 감염병인 코로나19가 유입되었습니다. 준비하고 있었던 형태의 감염병이었기 때문에 우리나라는 코로나19 진단 시약을 빨리 개발할 수 있었습니다.

우리나라의 감염병 관리에 대한 투자는 선진국과 격차도 크고 자원도 부족한 편입니다. 하지만 마치 전쟁할 때 병력보다 전략과 선제 타격이 중요하듯이, 감염병 관리에 있어서도 제한된 자원이지만 적재적소를 선점해서 나아가면 성공할 수 있다고 생각합니다. 그렇지만 이 논리를 뒤집어 생각하면 매번 감염병 관리에 성공할 수는 없다는 뜻이기도 합니다.

코로나19 대유행이 오래 지속되면 한정된 인력의 희생 위에 방역체계를 계속 유지할 수는 없습니다. 따라서 이번 기회에 감염병 관리에 대한 충분한 투자를 통해 튼튼한 감염병 관리체계를 반드시 갖춰야 합니다. 다행히 감염병을 전담 관리하는 중앙 조직인 질병관리청이 승격 출범했습니다. 그런데 앞으로는 지방자치단체별로도 감염병 관리체계를 굳건히 하는 것이 매우 중요하며, 따라서 기존 시도 단위로 설치된 보건환경연구원과 시군구 단위의 보건소를 확충할 필요가 있습니다.

2015년 메르스 방역 실패로 인해 질병관리청의 주요 인력들이 징계를 받았습니다. 정은경 당시 질병관리본부 긴급상황센터장과 권준욱 당시 보건복지부 공공보건정책관 두 분도 정직 처분을 받으셨습니다. 이후 징계 처분이 경감되었고, 두 분은 이번 코로나19 대유행 상황에서 큰 역할을 해주셨습니다.
당시 동료, 후배들이 징계를 받고 방역 일선을 떠난 것에 대해 아쉬움을 많이 느끼셨다고 들었습니다. 이번 코로나19 대유행에 대처하는 과정에서 인적 자원 부족을 절감하셨다고요.

2015년 메르스 유행 이후 저도 아주 강하게 감사원 감사를 받았습니다. 그 당시에 제가 보건복지부가 위치한 세종특별자치시에서 서울로 출장을 너무 자주 갔다는 이유로 별도로 다빈도 출장에 대한 조사도 받았는데, 확인해보니 거의 서른 번 가까이 감사원에 가서 대질 조사를 받았기에 그렇게 출장이 많았던 것이었습니다. 감사원 감사만이 아니었고 국회에서 조사 위원회 조사도 받았습니다. 하지만 다행히도 면직되지는 않았고, 3개월 감봉 처분을 받았습니다. 그래도 일할 기회가 더 주어졌기 때문에, 메르스 유행 이후 감염병 대응 개선대책 마련에 최선을 다했습니다. 그 경험을 바탕으로 이번 코로나19 대유행 대응에 일부 역할을 할 수 있게 해주어서 감사할 따름입니다.

다만 안타까운 것은 그 당시 사직한 후배 동료가 매우 많다는 것입니다. 그 동료들이 계속 현업에 있었다면 질병관리청의 인적 자원이 지금보다 훨씬 두터웠을 것입니다. 그랬다면 코로나19 대유행 초기에 조금 더 잘 대응했을 수도 있지 않을까 생각합니다.

고(故) 이종욱 세계보건기구(WHO) 사무총장이 항상 하시는 말씀이 있었습니다. "실패 속에 성공이 있다. 방역에서 실패한 경험이 축적되면 다음 성공으로 이어질 수 있다. 연구 개발 분야에는 실패라는 말은 없다. 실패가 도전일 뿐이다."

우리 사회는 어려운 일에 앞장서는 사람을 필요로 합니다. 옆에서 "저기 매우 더러운 쓰레기들이 있다"라고 지적하는 사람만 있어선 안 되고, 실제로 빗자루와 걸레를 들고 그 쓰레기를 치우고 닦아내는 사람이 있어야 합니다. 그 과정에서 발생하는 실수와 부족함에 대해 조금 이해하고 교훈을 찾는 노력이 필요하다고 생각합니다.

물론 잘못에 대해서는 지적해야 합니다. 하지만 그 지적으로 인해 아무도 쓰레기를 치우려 하지 않는다면 우리나라를 위해서 좋은 일이라고 생각하지 않습니다. 고(故) 이종욱 WHO 사무총장은 "옳다고 생각하면 행동하라"라고 말씀하셨습니다. 이때 '옳다'라는 말의 전제는 과학적 근거가 있어야 한다는 것입니다. 방역 과정에서 국민과 소통할 때, 들으시는 분들이 듣기 좋은 이야기만 할 수는 없습니다. 하고 싶지 않은 말, 어려운 일도 해야 할 경우가 있습니다. 전문 분야의 공직자로서 옳다고 생각하면 행동할 것입니다. 앞으로 코로나19 대유행이 끝날 때까지 과학적 근거를 기반으로 한 정확한 사실을 소통하도록 노력하겠습니다.

고(故) 이종욱 WHO 사무총장도 감염병 중 하나인 한센병 전문가로 인정받아 세계보건기구에서 일하기 시작하셨습니다. 소아마비 백신의 총괄 책임자로 일하면서 소아마비 발생률을 세계 인구 1만 명당 1명 이하로 낮추는 성과를 올려 '백신의 황제'라고 불리기도 했습니다. 2003년 한국인 최초로 WHO 사무총장으로 당선된 것을 포함하여 23년간 세계보건기구에서 활동하면서 결핵, 조류 인플루엔자, 에이즈 등 감염병 퇴치를 위해 노력하셨습니다.

감염병을 연구하고 관리할 수 있는 역량은 역시나 하루아침에 만들어지지 않는다는 생각이 듭니다. 우리나라에서 감염병을 연구하고 관리하는 인적 자원들이 어떻게 성장해왔는지 궁금합니다.

우리나라 의료의 역사를 보면 해방 후에 미국 정부가 지원한 '미네소타 프로젝트'[17]을 통해 공중보건 분야 77명이 미네소타 보건대학원 등의 연수를 거쳐서 그중 74명이 다시 한국에 지식을 이식했습니다.

다른 나라에서 미국에 연수를 가게 되면 본국으로 귀환하지 않는 경우가 태반이었습니다. 그런데 우리나라는 극소수를 빼고 미네소타 대학으로 연수 갔던 보건의료 전문 인력들 거의 전체가 한국으로 돌아와서 국내의 보건의료 인력을 키웠습니다. 그 후에도 그러한 일들이 계속 이어졌습니다.

그리고 대한민국 의사 출신으로 WHO와 같은 국제기구에 몇 명 진출하지 않았음에도 하나같이 그 기구의 수장을 했습니다. 그만큼 과거부터 의학과 공중보건학 분야에서는 탄탄한 교육을 통해서 우수한 인력들이 많이 양성되었습니다. 그래서 전체 규모에 있어서는 선진국에 뒤진다 해도 보건의료 인력이 굳건히 공급되어왔습니다.

이번에 질병관리청이 코로나19에 맞서 싸우고 연구 개발하는 모습을 보여줌으로써, 앞으로 이 분야에 뛰어난 지식과 패기를 가진 젊은 인적 자원들이 많이 유입되리라고 생각합니다. 그렇게 되면 우리나라 감염병 관리는 더 발전할 수 있을 것입니다.

다만 아직 우리나라가 선두에 있지는 않습니다. 사실 선두 근처까지 쫓아가는 것은 속도를 내서 얼마든지 갈 수 있습니다. 그런데 1등이 되거나 선두 자리에 서는 것은 또 다른 이야기입니다.

새로운 감염병이 터졌을 때 처음부터 우리가 분석하고, 우리나라 자료를 토대로 방역지침을 만들고, 백신도 우리가 제일 먼저 만들고, 치료하는 방법도 세계를 인도하면서 알려주기 위해서는 선두와의 격차를 더 줄여야 합니다.

미국도 앉아서 발전한 것이 아닙니다. 1874년 존스 홉킨스 씨의 유산 기부를 계기로 19세기 후반까지 의료선진국인 독일 따라가기에 전력을 기울이면서 오늘날 존스홉킨스 병원 등 의료체계를 구축했습니다. 1980년대 에이즈가 나타난 다음에야 미국에도 임상시험 네트워크 인프라가 닦였습니다. 그때 에이즈 치료제 임상시험을 위해서 구축된 병원 네트워크가 이번 코로나19 대유행에서 효력을 발휘했습니다.

우리나라는 이번에 코로나19 치료제 임상시험 네트워크를 구축했습니다. 네트워크를 운영한다는 것은 끊임없이 연구 개발에 재정이 흘러가야 가능합니다. 그래야 그 인프라가 지속되고 인력이 계속 모여들게 됩니다. 그런 노력이 지속되면 어느 순간 우리나라가 감염병 관리에서 세계 선두로 갈 수 있다고 생각합니다.

우리나라는 뛰어난 인적 자원이 있습니다. 현재 의과학 분야에 종사하는 분들이나 의과학 계열로 입학하는 학생들이 감염병 관리와 연구 개발 분야로 진입하면 우리나라의 감염병 관리 시스템은 더 발전할 수 있다고 생각합니다. 코로나19 이후 바이오 분야는 획기적으로 바뀌고 발전할 것입니다. 이 결정적 시기에 우리는 획기적인 발전, 소위 문샷[18] 전략이 필요한 시기입니다. 이를 위해서는 감염병 분야, 나아가서 바이오 분야에 지속적인 투자, 연구지원, 그리고 각종 규제의 완화가 필요합니다.

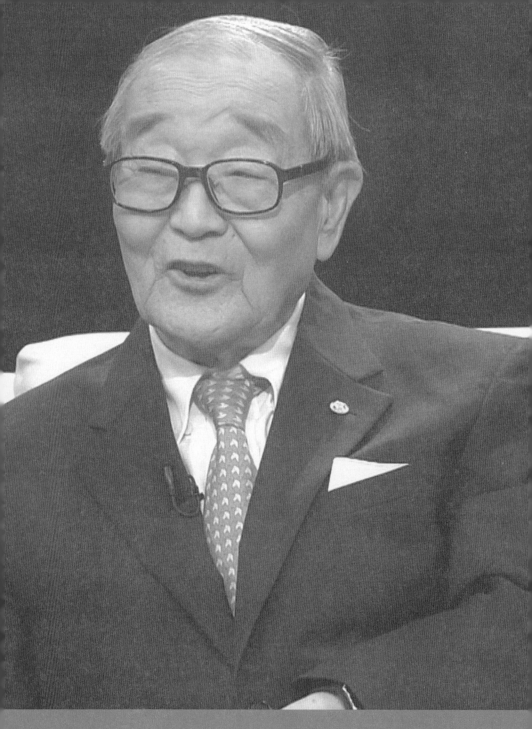

**이호왕 대한바이러스학회 명예회장, 전 대한민국학술원 회장**
1928년생. 서울대학교 의과대학을 졸업하고 미국 미네소타대학교 대학원에서 의학 석·박사 학위를 받았습니다. 서울대학교 의과대학 교수를 거쳐 고려대학교 의과대학 교수로 재임하면서 유행성 출혈열의 병원체인 한탄바이러스와 서울바이러스를 세계 최초로 발견했으며, 예방백신과 진단 키트를 개발했습니다. 그의 연구소는 세계보건기구(WHO)의 신증후군출혈열 바이러스 표준 연구 협력센터로 지정됨으로써 세계적인 위상을 갖게 되었습니다.

# 바이러스 연구의 선구자,
# K-방역의 뿌리가 되다

**이호왕** 대한바이러스학회 명예회장

　　지금은 코로나19 바이러스가 인류를 공격하고 있지만, 언젠가는 또 다른 바이러스가 나타나 인류를 공격할 것입니다. 지난 100년 동안, 인류를 공포에 몰아넣었던 대표적인 바이러스로는 스페인독감[19], 사스, 신종플루 등이 있었습니다. 이러한 치명적인 바이러스의 목록 중에는 한국에서 발견된 바이러스도 있습니다. 한국전쟁 중 수많은 군인을 죽음으로 몰아넣었던 '한탄바이러스[20]'입니다. 한탄바이러스는 등줄쥐[21]의 폐에서 기원하여 유행성출혈열[22]을 일으키는 병원체로, 유행성출혈열은 한국전쟁 중 약 3,200여 명의 미국 군인들이 목숨을 잃을 정도로 심각한 피해를 주었고 현재도 전 세계적으로 매년 약 15만 명이 감염되는 질병입니다.

　　이 '한탄바이러스'의 확산에 제동을 건 사람이 바로 한국인 의사 이호왕 박사였습니다. 이호왕 박사는 유행성출혈열의 원인이 '한탄바이러스'라는 것을 세계 최초로 증명했고, '한탄바이러스'의 백신까지 개발했습니다.

　　한국전쟁 이후 우리나라 의학 연구의 기반이 아직 제대로 갖춰지지 않았던 1955년, 당시 서울대학교 의과대학 연구조교였던 이호왕 박사는 미국 정부가 주도한 '미네소타 프로젝트'에 참가하기 위하여 미국 미네소타 대학으로 유학을 떠납니다. 그리고, 유학 생활 4년 만인 1959년 12월에 일본뇌염[23] 바이러스 연구로 박사학위를 받습니다. 일본뇌염 바이러스는 1949년 우리나라에서 크게 유행했고 사망률도 매우 높았기 때문에 국민 방역 차원에서 연구의 필요성이 대두되고 있었습니다.

귀국 후 이호왕 박사는 1976년 유행성출혈열의 원인이 '한탄바이러스'라는 것을 세계 최초로 입증했습니다. 동두천 한탄강 유역에서 잡은 등줄쥐에서 유행성출혈열의 원인이 되는 바이러스를 발견하고 '한탄바이러스'라고 명명한 것입니다. 이호왕 박사는 유행성출혈열의 정체를 밝혔을 뿐만 아니라, 한탄바이러스의 진단키트와 백신 개발에도 성공을 거두었습니다. 이호왕 박사의 의료 혁신은 '한탄바이러스' 연구에만 그치지 않았습니다. 이호왕 박사는 한탄강 유역에 서식했던 등줄쥐뿐만 아니라 서울 시내의 집쥐[24]도 유행성출혈열을 전파한다는 것을 밝혀냈습니다. 거의 전 세계에 서식하고 있는 집쥐에서 출혈열의 병원체가 '서울바이러스'[25]라는 것이 확인됨에 따라 출혈열은 한국만의 문제가 아니라 세계적인 문제라고 인식되기 시작했습니다. 이후 '한탄바이러스'와 '서울바이러스' 등은 '한타바이러스'[26] 속(屬)으로 묶였습니다.

1982년 세계보건기구는 이호왕 박사가 주도하던 고려대 바이러스병연구소를 '신증후군출혈열[27] 바이러스 표준 연구 협력센터'로 지정했습니다. 이후 이호왕 박사는 전 세계 출혈열 연구를 총괄하고 관리하는 선도적 역할을 담당했고, 이는 우리나라 감염병 연구의 토대가 되었습니다.

코로나19 대유행으로 인해 인류를 위협하는 바이러스에 관한 관심이 고조되면서 2021년에도 노벨생리의학상 수상의 가장 유력한 후보로 이호왕 박사가 거론되었습니다. 이호왕 박사가 어떻게 바이러스 연구 분야에서 혁신을 이룰 수 있었는지 알아보기 위해, 2015년 메르스 유행 당시 이호왕 박사가 출연하셨던 KBS 〈TV 회고록 울림〉(2015년 9월 20일 방송)의 인터뷰 내용을 요약, 정리했습니다.

# interview

메르스 바이러스를 비롯한 바이러스 감염병을 어떻게 인식해야 할까요?

메르스, 사스, 에볼라출혈열[28]은 옛날에는 없던 것입니다. 이걸 신종 감염병이라 합니다. 그동안 우리 과학이 발전해서 좋은 약을 많이 만들었습니다. 그런데 세상과 사람이 다 변하잖아요. 미생물도 변합니다. 자기도 살기 위해서 사람들 사이로 나온 것입니다.

옛날에는 매독, 결핵을 정복하지 못한다고 했는데, 페니실린과 스트렙토마이신 등 좋은 약이 나와서 다 정복했기 때문입니다. 앞으로 우리가 극복할 수 있을 것이라 봅니다.

미생물을 연구하는 의사가 되겠다고 결심하신 계기를 말씀해주시겠습니까?

제가 의과대학에 들어가서 의사가 되려고 한 것은 우리나라에 감염병 환자가 너무 많았기 때문입니다. 6·25전쟁 때 제가 부산으로 피난 갔을 때는 감염병이 심했습니다. 말라리아, 결핵, 두창, 발진티푸스, 장티푸스, 이질 등 각종 감염병이 다 있었습니다. 의대 3학년 때 병원에 실습하러 가면 모두 감염병 환자였습니다.

그래서 의사를 하려면 감염병 환자를 우선 고치는 공부를 해야겠다고 해서 미생물 공부를 하게 되었습니다. 감염병이 모두 미생물 때문에 생기니까요. 그래서 미생물 공부를 하고 그다음에 내과 의사가 되려고 했습니다.

그런데 의과대학을 졸업하고 조교가 된 뒤 1년도 안 되어서 '미네소타 프로젝트'가 가동되었습니다. 미국 국제협력처(ICA)의 계획에 따라서 갑자기 1955년 5월에 "너는 미국 가게 되었다"라는 말을 듣고 8월에 미국으로 출발했습니다.

**미생물 중에서도 특히 바이러스에 관심을 가지셨는데, 이유는 무엇입니까?**

미생물에는 세균, 곰팡이, 리케차[29] 외에 바이러스가 있습니다. 이 4가지를 다 합쳐서 연구하는 분야를 미생물학이라 하는데, 다른 3가지에 비해 바이러스는 많이 알려지지 않았습니다. 저는 미국으로 유학 가기 전까지만 해도 바이러스에 대해 몰랐습니다. 한국에서는 바이러스에 대한 교육을 받아보질 못했었기 때문입니다. 당시 한국 의사 중에서 바이러스를 아는 의사는 한 명도 없었습니다.

그런데 제가 미국에 가니까 제 지도교수가 바이러스를 전공하는 선생이었습니다. 그 교수가 자기가 바이러스 학자니까 저보고 바이러스 공부하라고 했습니다. 한국에는 일본뇌염과 같은 무서운 바이러스 병이 있기 때문이라는 이유였습니다. 그렇게 바이러스 공부를 시작했습니다.

**그럼 미네소타 대학에서는 주로 바이러스 연구를 하셨겠네요?**

석사학위는 일본뇌염 바이러스를 세계 최초로 조직 배양하는 데 성공하는 것으로 받았습니다. 지금 같으면 그 주제로 박사학위 10개도 더 받을 수 있는 주제였습니다. 박사학위는 원숭이 체내에서 뇌염 바이러스가 어떻게 증식하는지를 밝혀서 받았습니다.

그 후 한국으로 돌아올 때 미네소타 대학에서 제가 바이러스 연구를 계속할 수 있도록 4만 달러어치의 냉동고, 조직배양 장비 등을 사주었습니다. 그런데 연구 장비가 미국에서 왔는데 4년 동안 쓸 수가 없었습니다. 당시 우리나라에 전기와 수돗물이 제대로 공급되지 않아서 실험을 못 했기 때문입니다. 나라 형편이 그러니 할 수 없었습니다.

그리고 미국 미네소타 대학에서 쓰던 영어 교재를 전부 복사해서 그 교재로 실습시켜서, 제가 생각해도 학생들한테 좋은 교육을 했습니다. 영어 교재를 따라오기 힘들어하는 학생들한테 엄하게 해서 학생들이 저를 이호왕 대신 '이호랑'이라는 별명으로 불렀습니다. 학생들을 열심히 실습시켰습니다.

**귀국 후 일본뇌염 연구는 어떻게 진행되었습니까?**

당시 우리나라에서 가장 무서운 감염병은 일본뇌염이었습니다. 매년 6,000~1만 명이 감염되었고, 감염 환자 중 절반이 사망했습니다. 특히 어린이들은 일본뇌염에 걸렸다가 나으면 후유증으로 뇌 인지장애가 발생하는 위험한 감염병입니다. 이렇게 우리 국민이 아파서 죽어가는 병을 누가 연구해야겠습니까? 우리나라 사람이 해야지요. 그래서 제가 이 연구를 시작한 것입니다.

일본뇌염 바이러스가 겨울에 어디 숨어 있다가 다음 해에 나와서 감염병을 전파하는가가 제 연구주제였습니다. 그 연구를 하려면 먼저 모기를 많이 잡아야 했습니다. 1964년부터 1972년까지 전국을 누비면서 연구를 하다 보니 일본뇌염 주의보를 직접 신문사에 알려서 위험을 경고하는 역할도 했었습니다.

**일본뇌염 연구를 하시다가 유행성출혈열 연구로 연구주제를 바꾼 이유는 무엇입니까?**

제가 일본뇌염을 연구했던 최종 목적은 조직 배양한 세포에서 일본뇌염 백신을 만드는 것이었습니다. 그러면 우리나라 국민이 예방주사를 맞아서 뇌염에 걸리는 것을 막을 수 있으니까요. 그런데 갑자기 1966년 일본에서 일본뇌염 백신을 세계 최초로 만들었다는 뉴스를 듣게 되었습니다. 그래서 조사해보니까 그 뉴스가 사실이어서 뇌염 연구는 끝났다고 생각했습니다.

그래서 연구비가 나올 수 있는 국가인 미국과 관련된 주제를 찾았습니다. 미국인이 관련된 유행성출혈열은 1차 세계대전 때부터 있었는데, 전쟁할 때마다 몇 만 명의 군인 환자가 사망했습니다. 6.25 전쟁 때 미군이 4,000만 달러를 투자하고, 노벨생리의학상 수상자도 한국에 와서 5년 동안 연구했는데도 원인을 밝혀내지 못했습니다. 그 연구를 제가 하겠다면서 나선 것입니다. 한국과 미국 군인이 감염되고, 점점 환자가 증가하는 문제를 해결하겠다고 생각한 것입니다.

**유행성출혈열의 매개체가 등줄쥐라는 것은 어떻게 알게 되셨습니까?**

연구를 시작한 지 3년 가까이 되었을 때 쥐를 채집 나간 연구원이 유행성출혈열에 걸렸습니다. 그 병에 걸린 연구원이 잡아 온 쥐가 3~4마리밖에 없었습니다. 그게 다 등줄쥐였습니다. 그다음에 다른 연구원이 또 유행성출혈열에 걸렸습니다. 그 연구원도 등줄쥐를 잡았다가 병에 걸렸습니다. 그래서 등줄쥐가 유력한 감염병 매개체라고 생각하게 되었습니다.

그리고 1973년에 경기도 동두천시 송내리에서 유행성출혈열 환자 12명이 발생해서 서울대병원에 입원했습니다. 그 사람들을 다 만나보니까 하는 말이 다들 논일, 밭일밖에 안 했다고 해요. 그러면 그 안에 쥐가 있을 것으로 생각하고 현장에서 쥐를 조사하기 시작했습니다. 그중에 어떤 쥐가 유행성출혈열을 옮기는가를 3~4년 연구했습니다.

등줄쥐는 우리나라에 가장 많은 야생 쥐인데, 등에 검은 줄이 있습니다. 그래서 등줄쥐라고 부릅니다. 이 쥐가 범인이라는 것은 아는데, 이 쥐에 바이러스가 있다는 것을 증명해야 했습니다.

**유행성출혈열 원인 바이러스의 증명 과정이 쉽지 않으셨을 것 같습니다.**

연구를 시작한 지 4~5년이 지나도록 원인 바이러스를 밝히지 못하고 있었습니다. 그러다가 미국 NIH[30]에서 은퇴한 젤리슨 박사의 논문을 읽었는데, 유행성출혈열이 쥐의 폐에서 기생하는 곰팡이에서 온다는 주장이었습니다. 그런데 '폐'라는 단어가 제 머릿속에 박혔습니다. 왜냐하면 그 당시 제가 쥐의 폐 검사를 하고 있지 않았기 때문입니다.

유행성출혈열로 사망한 사람이나 쥐의 폐에는 별로 특이한 변화가 없었기 때문에, '폐'는 유행성출혈열과 별로 관계가 없다고 판단했었습니다. 그런데 이 논문을 읽고 폐 검사를 해봐야겠다고 생각하게 되었습니다. 그래서 쥐의 폐를 검사하기 시작해서 6개월 만에 원인 바이러스를 발견하게 되었습니다.

금덩어리나 다이아몬드를 발견했다면 만세를 불렀을 텐데, 이것은 뭔가 그림자가 나타났을 뿐이라 반신반의였습니다. 처음에 나타난 황금색의 그림자가 바이러스 덩어리가 틀림없다는 사실을 증명하는 데 4~5개월이 걸렸습니다.

유행성출혈열 원인 바이러스의 이름을 '한탄바이러스'라 붙인 이유는 무엇입니까?

3년 정도 생각했습니다. **첫째, 이 바이러스는 한국에서 발견했기 때문입니다. 둘째, 한탄강 주변에 환자가 많았기 때문입니다. 셋째, 한탄강은 38선을 흐르는, 역사적으로 남과 북을 갈라놓은 비극의 상징인 강이기 때문입니다.** 이 의미를 영원히 학문적으로 아무도 건들지 못하도록 '한탄'이라는 이름을 붙인 것입니다.

'한탄바이러스' 외에 바이러스를 더 발견하셨지요?

이 이야기는 정말 극적입니다. 많은 과학자가 들어주면 좋겠습니다. 그리고 제가 한 경험을 살려서 자기 연구에 이용해주면 좋겠습니다. 저는 역학[31]을 전공한 사람입니다. 역학이라는 것은 언제, 어디서, 어떤 질병이 발생하는 것을 연구하는 학문입니다.

제 연구실 한쪽 벽에 지도를 크게 붙여놓고, 출혈열 환자가 발생하면 거기에 깃발 핀을 꽂아요. 연구를 시작한 지 1년쯤 되었을 때, 깃발 핀을 지도에 꽂았는데 주소를 보니까 서울 시내였습니다. 보통 연구자 같으면 그냥 넘어갔겠지요. 출혈열 환자가 서울 시내에 올 수도 있었을 테니까요.

그런데 저한테는 이게 조금 이상하다는 영감이 있었던 것입니다. 그래서 사람을 시켜서 그 병원에 알아보았습니다. 그 환자가 서울시 북아현동의 아파트 경비로 일하던 분인데, 거기에서 1년 전부터 살았고 다른 지역에 간 일이 없다고 하더라고요. 그런데 이 환자가 이상한 이야기를 했다고 합니다. 자기가 3~4일 전에 아파트에서 쥐를 잡은 다음부터 아프다는 것이었습니다.

그때 이상하다는 생각이 들어서 그 환자가 입원한 병원으로 제가 직접 찾아가서 어떻게 병에 걸렸는지 그 환자한테 물어보았습니다. 당시에 연탄을 뗄 때인데, 연탄 놓을 때 쥐가 들어와서 연탄집게로 쥐를 때려잡은 후 3일이 지나면서부터 열이 나고 죽을 지경이라는 게 환자의 대답이었습니다.

집쥐는 그때까지 잡은 일이 없었습니다. 집쥐에서 유행성출혈열 걸린 일도 없고, 바이러스가 발견된 일도 없었습니다. 보름 정도 곰곰이 생각했습니다. 생각하고, 또 생각하고 결정을 내렸습니다. 쥐를 잡는 사람을 데리고 그 환자가 일했던 아파트로 갔습니다. 거기서 쥐를 13마리를 잡았습니다.

그 쥐들의 각종 장기를 '한탄바이러스' 검사하는 식으로 냉동고에서 깎아서 검사하니까, 13마리 중 7마리가 '한탄바이러스'와 똑같은 바이러스의 그림자를 나타냈습니다. 더 조사해보니까 이 바이러스는 '한탄바이러스'와는 다른 종류로서 집쥐에게서만 증식했습니다. 이 바이러스를 등줄쥐에 아무리 많이 접종해도 자라지 않았습니다. 이 바이러스의 이름은 '서울바이러스'라고 붙였습니다. '서울바이러스'에 감염된 환자들의 증상은 상대적으로 가볍고, 사망자가 많지 않았습니다.

유행성출혈열 원인 바이러스의 증명뿐만 아니라 백신도 개발하셨는데요. 감염병 연구를 하다 보면 연구팀들도 감염의 위험에 항상 노출될 것 같습니다. 감염병 연구가 힘들다고 느끼신 적은 없으십니까?

우리가 실험실에서 연구하면 가장 중요한 것이 안전입니다. 저희 채집원이 들에 나가서 유행성출혈열에 걸려 국군병원에 입원해 죽을 고비를 넘겼을 때 얼마나 스트레스를 많이 받았는지 모릅니다. 그 채집원의 부모가 찾아와서 살려내라고 했습니다. 그때 그 채집원이 소변이 일주일이나 안 나오고 누워 있었는데, 극적으로 살아났습니다.

어떻게 그 일은 넘어갔는데, 또 한 채집원이 유행성출혈열에 걸렸습니다. 가만히 생각하니까 이건 도리가 아니었습니다. 사람이 병 걸려서 죽어가면서 연구한다는 것은 과학자의 기본이 안 된 것으로 생각했습니다. 빨리 유행성출혈열 백신을 만들어야겠다고 결심한 것이 그때입니다. 2,000~3,000명에게 유행성출혈열 백신을 임상시험하고, 백신이 효과가 있는지와 안전한가를 확인하고 허가받는 데 10년이 걸렸습니다.

그 임상시험에서 제가 직접 처음 백신을 맞았습니다. 일본뇌염 백신을 만드는 것과 비슷한 방식으로 유행성출혈열 백신을 만들었지만, 더 수월한 편이었습니다. 일본뇌염 백신은 성숙한 쥐에서 백신을 만들었는데, 유행성출혈열 백신은 미숙한 쥐에서 만들었기 때문에 조직이 더 연하고 단백질이 더 적기 때문이었습니다. 그래서 자신이 있었습니다. 부작용이 덜하다는 의미입니다. 이 백신이 개발되어서 세계적으로 수만 명이 생명을 구했다고 생각합니다.

세계 최초로 유행성출혈열의 원인 바이러스를 증명하신 후, 미국에서 연구해보라는 제의를 단번에 거절하셨다고 들었습니다. 당시 국내의 열악한 연구 환경을 고려하면, 미국의 더 나은 환경에서 연구할 기회를 마다하는 게 쉽지는 않았을 것 같은데요. 그런 결정을 하신 이유는 무엇입니까?

제가 '한탄바이러스'를 발견하고, 미국 NIH에 가서 강의했습니다. 강의가 끝나자마자 저에게 1년에 4~5만 달러를 주겠다고 스카우트 제의가 들어왔는데, 제가 그 자리에서 "No"라고 이야기했습니다.

우리 직원 여러 명이 유행성출혈열에 걸려 죽을 고비를 넘기며 함께 연구했는데, 이 연구 결과를 하루아침에 미국 사람 손에 넘겨주는 것은 억울하다고 생각했습니다. 우리나라 사람 이름으로 연구논문을 발표해야 우리나라의 위신이 서고 우리나라 학문의 위상이 높아진다고 생각했습니다.

오래전부터 노벨생리의학상 수상자 후보로 거론되고 계시는데요. 노벨상이 인류의 복지를 위해 공헌한 사람에게 수여하는 상이라는 점에서 이호왕 박사께서 수상하기를 바라는 분들도 많을 것 같습니다.

30년 정도 전부터 제가 노벨생리의학상 후보라는 이야기를 듣고 있습니다. 노벨상은 추천을 받아야 합니다. 추천인을 노벨상 위원회에서 정합니다. 그리고 누구를 추천했다는 말을 못 하게 서약서를 쓰게 되어 있습니다. 한국인 중에 노벨상 후보로 추천할 수 있는 사람의 수가 적어도 3~4명은 나와서 매년 추천해야 조금 힘을 받을 수 있을 것 같은데, 지금까지는 그렇지 못한 상황입니다.

제가 대한민국학술원 회장 자격으로 스웨덴에서 열린 노벨상 수여식에 간 적이 있습니다. 인상적이었던 것은 노벨상 수여식에서 안내하는 이들이 전부 고등학생이라는 것이었습니다. 그래서 그 이유를 물어보았더니, 이 학생들이 유명한 학자들이 노벨상 받은 것을 보고 접촉해서 세계적인 학자가 되는 꿈을 가질 수 있게 가르치기 위해서라는 것이었습니다. 부러운 모습이었습니다.

연구하는 사람은 자신과 함께 일하는 사람과 상부상조하는 마음가짐으로 연구해야 합니다. 자신만 이익을 보고, 다른 사람의 공을 빼앗아오면 오래가기 어렵습니다. 생각하는 사람이 되어야 합니다. 생각하고, 시간만 있으면 또 생각하고, 자신이 연구하는 일에 대해서 또 생각해야 합니다. 자신이 하는 일에 대한 집착과 생각, 더 좋은 아이디어를 만들려는 생각을 항상 해야 합니다.

# 포스트 코로나,
# 한국인 사망원인 1위
# 암 치료의 혁신가는
# 누구인가?

## 2장

2021년 11월 현재 코로나19로 인한 국내 누적 확진자 수가 40만 명을 넘어서고 있습니다. 다른 국가에 비해 방역 관리가 잘 되는 편인데도, 2년이 채 되지 않는 기간 동안 3,000명 넘는 우리나라 국민이 코로나19로 인해 생명을 잃었습니다.

그런데 코로나19라는 신종 감염병의 위협이 계속되는 이 시점에도 한국인의 생명을 가장 많이 빼앗아가는 질병은 암입니다. 통계청에서 발표한 2020년 사망원인 분석을 보면, 전체 사망 중 코로나19에 의한 사망이 차지하는 비중은 0.3%에 불과합니다. 반면 사망원인 1위인 암의 비중은 전체 사망 중 27.0%에 달했습니다. 사망자 4명 중 1명은 암으로 사망했다는 의미입니다.

종류별로 살펴보면 10만 명당 사망자가 가장 많은 암은 폐암이었고, 간암, 대장암, 위암, 췌장암이 뒤를 이었습니다. 10년 전과 비교하면 위암, 간암의 사망 비중은 줄어들었지만, 폐암, 대장암, 췌장암의 사망 비중은 높아지고 있습니다.

연령별 사망률을 보면, 30대에서는 유방암, 40~50대에서는 간암, 60대 이상에서는 폐암으로 인한 사망 비중이 높았습니다.

그런데 암 치료율은 우리나라가 전 세계 그 어떤 선진국보다 높은 치료 성적을 보이고 있습니다. 암 치료에 있어서는 다른 선진국에서 받았을 때보다 한

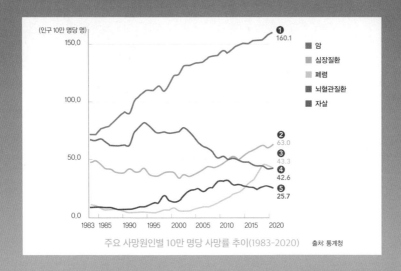

(인구 10만 명당 명)

- 1 160.1
- 2 63.0
- 3 43.3
- 4 42.6
- 5 25.7

■ 암
■ 심장질환
■ 폐렴
■ 뇌혈관질환
■ 자살

주요 사망원인별 10만 명당 사망률 추이(1983-2020)　　출처: 통계청

국에서 받았을 때 생존 확률이 더 높았다는 뜻입니다. 한국전쟁 후 1950년대 우리나라의 의료 분야는 미국의 교육 프로그램을 원조받아야 할 정도로 낙후되어 있었습니다. 그런데 대체 어떻게 했기에 암 치료 세계 1위 수준에 오를 수 있었을까요. 그동안 한국 의료계에 무슨 일이 일어났던 걸까요.

2장에서는 우리나라 암 치료 분야에서 어떤 혁신이 일어났는지, 향후 포스트 코로나 시대에 풀어야 할 과제는 무엇인지 알아보았습니다.

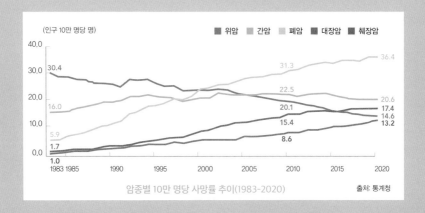

(인구 10만 명당 명)

■ 위암　■ 간암　■ 폐암　■ 대장암　■ 췌장암

- 30.4
- 16.0
- 5.9
- 1.7
- 1.0
- 36.4
- 31.3
- 22.5
- 20.6
- 20.1
- 17.4
- 15.4
- 14.6
- 13.2
- 8.6

암종별 10만 명당 사망률 추이(1983-2020)　　출처: 통계청

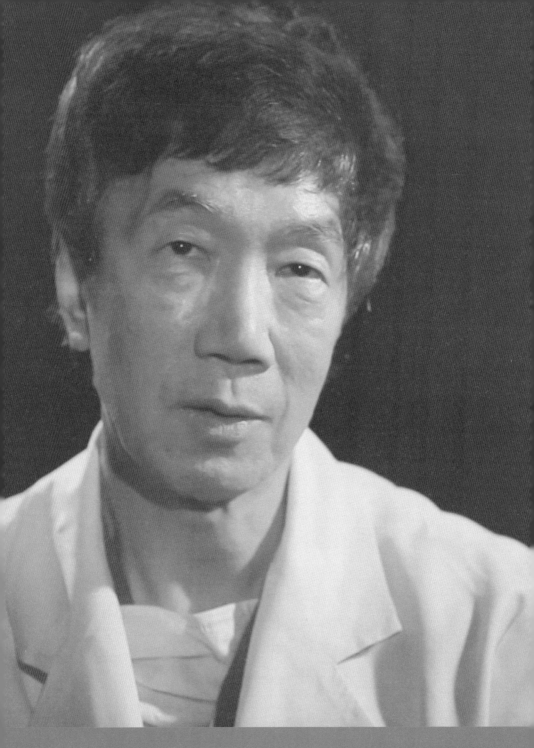

**이승규 서울아산병원 간이식및간담도외과 석좌교수, 전 아산의료원 원장**

1949년생. 서울대학교 의과대학을 졸업하고 동 대학원에서 의학 석·박사 학위를 받았습니다. 서울아산병원 장기이식센터 소장을 역임하면서 간암과 말기 간경화의 치료 방법인 간이식 분야에서 '변형 우엽 생체간이식'과 '2대 1 생체간이식'을 세계 최초로 개발하여, 우리나라 의료의 위상을 세계적인 수준으로 끌어올렸습니다.

# 황무지에서 간이식
# 치료의 혁신을 일궈내다

이승규 전 아산의료원 원장

    1954년 미국은 한국을 원조하는 계획의 일환으로 '미네소타 프로젝트'를 시작했습니다. 이 프로젝트를 통해 한국의 현대 의학은 기초를 다질 수 있었고, 한국인 의사들이 세계적 수준의 의사들로 성장할 수 있었습니다.

    그런데 2015년, 국내외 의료계가 깜짝 놀라는 일이 일어났습니다. 서울아산병원과 미국 미네소타 의대 사이에 '장기이식과 줄기세포 공동연구를 위한 협약'이 체결되어, 우리나라 이승규 교수의 생체간이식 기술을 미네소타 대학병원 의료진에게 전하게 되었기 때문이었습니다. 60여 년 전 우리나라 의사들을 가르쳤던 미국 미네소타 대학병원의 의료진들이 한국의 생체간이식을 배우고 싶다며 서울아산병원에 연구 협력을 제안해온 것입니다. 이는 한국 의료의 현주소를 상징적으로 보여주는 장면이었습니다.

    '미네소타 프로젝트'의 가장 큰 수혜자라고 자부하는 이호왕 박사는 〈대한민국학술원 통신〉(270호, 2016년 1월 1일) 기고를 통해 이 협약의 의미를 조명했습니다.

    "미네소타 대학에서 열심히 공부하고 한국에 돌아와 미네소타 대학의 학생 커리큘럼을 그대로 모방하고 강의하고 실습을 시켰습니다. 그런데 우리가 가르친 학생 이승규 교수가 지금 미국 의사들을 가르치고 있다니, 기가 막히게 놀라운 이야기가 아닌가요. 미네소타 대학에서 옛날에 배운 사람이나 그 제자가 60여 년이 지나, 가르친 사람의 제자들을 가르치게 되었다는 것은 세계가 놀랄 만한 일입니다. 솔직히 말해 미네소타 의대 교수들을 다 가르칠 만큼 우리가 실력이 있지는 않습니다. 이승규 교수만이 특별한 분야에서 세계적인 업적을 냈기 때문입니다. 후배인 이승규 교수의 간이식 수술팀이 우리가 미네소타 대학에서 진 빚을 갚을 수 있다니 정말 좋은 일이고, 이런 예는 세계에서 유례를 찾아보기 힘든 것입니다."

이승규 교수는 '미네소타 프로젝트'로 미국에 진 빚만 갚은 것이 아니었습니다. 세계 간암 발생률 최상위 국가인 몽골과 베트남에 2010년부터 간이식 수술법을 전수해왔습니다. 서울아산병원에서 추진한 한국판 미네소타 프로젝트인 '아산 인 아시아 프로젝트(Asan In Asia Project)'의 주요 사업이었습니다. 이승규 교수를 중심으로 서울아산병원 의료진 50여 명이 반복적으로 연 2~4회 몽골과 베트남을 방문해 현지 의료진을 양성했고, 현지 의료진 250여 명이 우리나라에 와서 교육을 받기도 했습니다.

이러한 노력은 좋은 결실을 보았습니다. 몽골과 베트남의 현지 의료진이 독자적으로 생체간이식 수술에 잇따라 성공한 것입니다. 몽골에서는 울란바토르 국립병원 의료진이 총 35건(생체 33건, 뇌사자 2건)의 간이식 수술을 성공적으로 시행했고, 베트남 호찌민 시티 쩌라이 병원에서는 3건의 독자적인 간이식 수술에 성공했습니다.

세계 최고의 간이식 및 간담도 외과 교수로서 아산의료원장을 역임한 이승규 교수는 1949년생으로, 2022년이면 만 73세가 됩니다. 그러나 지금도 여전히 수술장을 지키고 있습니다. 이승규 교수를 만나 간이식 분야에서 우리나라가 어떻게 이러한 성취를 이룰 수 있었는지, 앞으로 한국 의료가 세계에서 어떤 역할을 해야 할 것인지에 대해 알아보았습니다.

# interview

한국판 미네소타 프로젝트로 알려진 '아산 인 아시아 프로젝트'를 어떻게 기획하게 되셨습니까?

미국 정부가 원조한 '미네소타 프로젝트'를 통해 우리나라 의료가 굉장히 발전했기 때문에 우리나라도 의료 선진국 수준에 올라가면 다른 개발도상국 의료를 도와주어야겠다고 생각하고 있었습니다.

마침 2010년에 이정신 당시 서울아산병원장이 '아산 인 아시아 프로젝트'라는 것을 만들었는데, 몽골과 베트남의 병원장들이 저한테 세 번 정도 찾아왔습니다. 자기들 나라에 간이식을 할 수 있도록 도와달라고 진지하게 요청해서 병원장과 상의했더니, 많이 도와주겠다고 하셨습니다.

우리가 현지에 가서 간이식 수술해주는 것은 의미가 없습니다. 제일 중요한 것은 교육해서 현지 의료진들이 간이식 수술을 할 수 있게 만들어주는 것입니다. 그래서 1년 동안은 몽골과 베트남의 현지 의사와 간호사들 50~60명을 반복적으로 우리나라로 불러서 3개월 단위로 교육했습니다.

그렇게 수준을 올려놓고 다음 해인 2011년부터 저희 의료진이 몽골과 베트남으로 가기 시작했습니다. 그때부터 1년에 두세 차례 현지 의사들과 함께 간이식 수술을 하면서 교육한 결과, 몽골은 2016년 말부터는 상대적으로 쉬운 간이식 수술을 독자적으로 하게 되었습니다.

'아산 인 아시아 프로젝트'는 제가 서울아산병원에서 근무하지 않았다면 불가능하지 않았을까 싶습니다. 몽골과 베트남 의료진들을 우리나라로 불러서 교육할 때 아산사회복지재단에서 숙식과 항공료도 다 제공해주었기 때문입니다. 현지에 가서 수술할 때도 서울아산병원에서 수술 장비와 약을 저희가 다 가지고 갈 수 있게 해주었습니다. '아산 인 아시아 프로젝트'를 통해 몽골, 베트남의 간이식이 어느 정도 기틀이 잡힐 때까지 도와주면서 제가 아산사회복지재단에서 16억 원 정도를 지원받은 셈입니다. 사실 다른 병원에서는 상상하기 어려운 일입니다. 재정적인 지원뿐만 아니라 우리 팀과 간호사들이 참여할 수 있게 해주었고, 다들 보람 있어 했습니다.

제가 복을 많이 받아서 좋은 직장에서 근무했다는 감사한 마음을 가지고 있습니다. '아산 인 아시아 프로젝트'라는 새로운 이정표가 만들어졌다고 할 수 있는데, 저 혼자 힘뿐만 아니라 많은 분의 도움이 있었습니다. 서울아산병원이 1989년에 후발 주자로 출발한 병원이기 때문에 새로운 도전이 있어야 하겠다는 병원의 분위기를 다들 느끼고 함께 어우러져서 이렇게 잘 나아가게 되었다고 생각합니다.

이승규 교수께서 이끌어온 서울아산병원 간이식 수술 팀의 환자 생존율은 미국보다 월등히 높은 것으로 유명합니다. 간이식 후 1년 생존율이 미국 평균은 87%인 데 비해, 이승규 교수 수술팀은 97%에 달하니까요.

간이식 수술 건수도 놀랍습니다. 2019년에는 1년 동안 500건 이상 간이식 수술을 하셨는데, 이는 단일 병원에서 이루어진 간이식 수술 건수라고 믿기 어려울 정도입니다. 간이식 누적 수술 건수도 2020년까지 7,000건을 넘었고요.

게다가 과거에는 시도해보지 못했던 간이식 수술기법을 세계에 제시해오셨습니다.

생체간이식 수술은 일본을 중심으로 발달했습니다. 우리나라처럼 일본 도 시신을 존중하는 문화이기 때문에 뇌사자 장기기증 문화는 뒤처져 있었 습니다. 그래서 일본을 중심으로 생체간이식이 발달하기 시작했고, 저도 일 본에 여러 차례 가서 생체간이식 수술기법을 배워서 국내에 적용하기 시작 했었습니다.

뇌사자 장기이식과는 달리 생체간이식 수술에서 중요하게 고려해야 할 것은 환자의 회복뿐 아니라 기증자의 안전입니다.

**첫째, 생체간이식은 살아 있는 사람이 간을 기증합니다.** 그러니까 건강 한 사람이 간을 기증한 후에 합병증이 생긴다는 것은 굉장한 아이러니입니 다. 그래서 생체간이식 수술에서는 기증자가 수술 후에 100% 안전해야 한 다는 것이 가장 중요한 조건입니다.

**둘째, 환자가 잘 회복하기 위해서는 이식되는 간의 크기가 충분해야 합 니다.** 뇌사자 간이식은 전체 간을 이식하니까 간의 크기가 문제가 되는 경우 가 잘 없습니다. 그런데 생체간이식에서는 건강한 기증자의 간 일부를 나눠 주는 것이기 때문에 환자의 회복뿐 아니라 기증자 안전도 보장해야 합니다. 그래서 상대적으로 크기가 충분한 간 일부를 기증자한테 남긴 후에 환자한 테 간 일부를 이식합니다. 이식되는 간의 크기가 뇌사자 간이식 때보다는 당 연히 작습니다. 크기가 작은 간이 이식되면 환자가 회복하기 쉽지 않고, 잘못 하면 사망에 이를 수가 있습니다.

생체간이식 초창기에는 기증자의 안전만을 생각하다 보니까 좌엽[32] 간을 이식했습니다. 간은 좌엽과 우엽으로 이루어지는데, 상대적으로 크기가 큰 우엽 간을 기증자에게 남기고 크기가 작은 좌엽 간을 환자에게 이식한 것입니다. 생체 간 기증자가 어른이고, 환자가 어린이면 크기가 작은 좌엽 간을 이식받아도 수술이 성공할 수 있습니다.

그런데 어른 환자에게 좌엽 간을 이식하면 수술 결과가 좋지 않은 경우가 많았습니다. 예를 들어 체격이 큰 남편이 간이식을 받는 환자고, 아내가 기증자인 경우가 있어요. 아내의 체격이 작으면 간도 작습니다. 간은 자기 체중의 한 2% 정도인데 상대적으로 작은 좌엽 간을 이식해주면, 환자는 너무나 작은 크기의 간을 받기 때문에 기술적으로 아무리 잘 되어도 수술이 실패할 가능성이 커집니다.

그래서 세계적인 추세가 좌엽 간 대신 우엽 간을 이식하는 것으로 바뀌었습니다. 그런데 크기가 큰 우엽 간을 이식했는데도 환자의 생존율이 70% 미만이라는 결과가 나왔습니다. 기증자의 안전을 위해서 간의 중간 정맥을 기증자에게 남기게 되니까 환자에게는 중간 정맥이 없는 게 문제였습니다. 간에는 좌측 간과 우측 간이 공유하는 중간 정맥[33]이 있습니다. 중간 정맥이 없는 우엽 간을 이식받은 환자의 80~85%에서 우엽 간의 '전 구역(anterior sector)'[34]으로 들어가는 피가 밖으로 배출이 안 되어서 정체하고 울혈[35]이 됩니다. 울혈이 되면 이식받은 우엽 간 '전 구역'의 간세포가 파괴됩니다. 결과적으로 이식 받은 우엽 간의 일부인 '후 구역(posterior sector)'만 기능하기 때문에 크기가 작은 좌엽 간을 이식받은 것과 마찬가지의 결과가 나온 것입니다.

**그래서 제가 새로 고안했던 수술방식은 이식되는 우엽 간에 새로운 중간 정맥을 만들어주는 것이었습니다. 이것이 '변형 우엽 간이식' 수술법입니다.** 변형 우엽 간을 만들어주어서 우엽 간 '전 구역'의 피가 새로운 중간 정맥을 통해 배액이 잘 되면서 수술 성공률 95%가 되었습니다. 그래서 생체간이식 수술에 있어서 큰 이정표를 만들 수 있었고, '변형 우엽 생체 간이식' 수술법은 전 세계 간이식센터에서 표준수술법으로 사용되고 있습니다.

존경하는 제 은사이신 일본 동경대의 마사토시 마구치 선생님은 "정말 최고의 아이디어를 만들어서 좋은 수술법을 고안했다"라고 제게 굉장한 찬사를 보냈습니다. 반면에 일본의 자존심을 지키려는 몇 개 대학 주임 교수들은 "아니다. 시간을 가지고 지켜봐야 한다"라고도 했지만, 지금은 일본 간이식센터에서도 모두 '변형 우엽 생체간이식' 수술법을 사용하고 있습니다.

**'변형 우엽 생체간이식' 수술이라는 아이디어는 어디에서 얻으셨습니까?**

제가 우엽 생체간이식 수술을 처음 시작한 후에 다섯 번째 환자부터 세 분이 연달아 돌아가셨습니다. 크기가 큰 우엽 간을 이식하는 수술을 잘 했는데도 결과가 좋지 않아서 그때 반성 일기를 꼭 썼습니다. 이론대로 수술했는데도 수술이 왜 실패했었는지 복기해보는 과정이었습니다.

그런데 제가 실패한 수술 환자의 CT를 다시 분석해보니까 이식된 우엽 간의 '전 구역'에 울혈이 생겨서 실패했다는 것을 알게 되었습니다. 그러면 이식되는 우엽에 새로운 중간 정맥을 만들어주면 문제를 해결할 수 있다고 생각했습니다.

그래서 1998년 우엽 생체간이식 수술 아홉 번째 환자에게 '변형 우엽 생체간이식' 수술법을 처음 적용했습니다. 하지만 '변형 우엽'을 이용한 첫 번째 환자는 결과가 좋지 않았습니다. 수술 이후에 다시 분석해보니까, 새로운 중간 정맥 크기가 너무 작아서 배액이 잘 되지 않았다는 것을 알게 되었습니다. 하수도 파이프도 굵어야지 배액이 잘 되는데 새로운 중간 정맥이 너무 가늘었던 것이었습니다.

이 부분을 개선해서 1999년에 세계 최초로 '변형 우엽 생체간이식' 수술에 성공했습니다. 이 수술법으로 생체간이식을 받았던 첫 번째 환자는 지금도 건강하게 잘 지내고 계십니다.

이승규 교수께서 2000년 '2대1 생체간이식' 수술법이라는 세계 최초의 생체간이식 수술법도 성공적으로 수립하셨습니다. 기증자 간의 좌엽 또는 우엽의 비율이 기준에 맞지 않거나, 지방간이 심한 경우에도 간이식 수술을 받을 수 있게 된 것인데요. 이 수술법 덕분에 현재까지 500명이 넘는 환자가 새로운 인생을 살아갈 수 있게 되었습니다. '2대1 생체간이식' 수술은 기증자 2명의 간 일부를 각각 기증받아 한 명의 환자에게 동시에 이식하는 수술법입니다. 따라서 '1대1 생체간이식' 수술보다 수술 과정이 훨씬 더 복잡하고, 또 위험이 뒤따를 수도 있을 텐데요. 이런 새로운 수술법을 환자에게 처음 제시할 때 어려움을 겪지는 않으셨습니까?

환자들이 저를 많이 신뢰해주셨습니다. '2대1 생체간이식' 수술을 받았던 첫 번째 환자는 이 수술법을 듣고 "하루만 생각할 여유를 달라"고 했었습니다. 그래서 제가 환자에게 "이 수술법은 어떤 의사도 해보지 않았던 수술이다"라고 말씀드렸습니다. 그랬더니 환자분이 저에게 "자신 있나요?"라고 물어보셔서, 제가 "실패할 이유가 없을 것 같아요. 저도 나름대로 준비했기 때문에 자신 있습니다"라고 답변했습니다. 다음 날 환자분이 가족회의를 하시고 "수술해주십시오"라고 해서 '2대1 생체간이식' 수술을 하게 되었습니다.

당시 세계 최초로 '2대1 성인 생체간이식' 수술을 받으신 환자분도 저를 의사로 신뢰하셨고, 저도 이 수술법이 실패할 것이라는 생각은 별로 안 했습니다. 제 나름대로 그동안 많은 간이식 수술을 해왔기 때문에 그 경험을 바탕으로 자신 있게 도전하는 것이기 때문입니다. '수술이 잘 안 되면 어떻게 하나'

라는 불안감은 없었습니다. 이 환자분도 현재 건강하게 지내고 계십니다.

이승규 교수께서 1999년에 '변형 우엽 생체간이식' 수술법, 그리고 2000년에 '2대1 생체간이식' 수술법 등 세계 최초의 생체간이식 수술법을 개발하시게 된 배경에는 이식할 수 있는 간을 구하기가 힘들었다는 사실도 있을 것 같습니다. 당시 우리나라에서는 뇌사자의 장기이식에 대한 공감대가 그다지 형성되지 않았으니까요.
그 후 우리나라의 생체간이식 분야 의술은 세계 최고 수준으로 도약하게 되었고, 지금은 이승규 교수께서 미국 미네소타 대학병원의 의료진에게 생체간이식 수술법을 가르치고 계실 정도에 이르렀습니다. 현재 간이식 분야에서 우리나라와 미국은 각각 어떤 특징적 차이를 보이며 발전하고 있습니까?

미국은 간이식 수술에 처음 성공한 게 1967년일 정도로 세계 간이식 의료계를 선도하는 나라입니다. 제가 미국에 처음 연수 갔던 때가 1986~1987년인데, 그 당시 우리나라는 간이식 수술을 하지 못했습니다. 미국보다 20여 년 뒤진 1988년이 되어서야 우리나라는 뇌사자 간이식에 성공했습니다.

서울 올림픽이 열렸던 1988년, 서울대병원 김수태 교수님께서 수술하셨던 뇌사자 간이식은 당시 불법이었습니다. 아마 실패하셨으면 우리나라 간이식이 훨씬 많은 어려움을 겪었을 텐데 용감하게 도전하셔서 다행히 성공하셨습니다. 그로부터 4년 후 1992년에 백병원 이혁상 교수님께서 국내 두 번째 간이식에 성공하시면서 우리나라 국민 사이에 '뇌사자 장기기증이 정말로 절실하고 좋은 일이구나'라는 공감이 많이 이루어졌습니다.

우리나라 장기기증 문화가 당시에는 굉장히 후진적이었습니다. 장기 적출을 위해서 돌아가신 분의 몸에 상처를 낸다는 자체가 영혼에 대한 손상이라고 여겼기 때문에 장기기증이 굉장히 어려웠습니다. 그러나 많은 캠페인을 통해서 지금은 뇌사자 장기기증이 활발해졌습니다.

하지만 미국과 비교해서는 우리나라의 뇌사자 장기기증 비율이 아직도 낮습니다. 게다가 우리나라는 상대적으로 간질환 환자가 많습니다. 간이식이 필요한 환자들은 많은데, 뇌사자 장기기증은 부족하니까 기다리다가 돌아가시는 간질환 환자가 너무 많았습니다. 그래서 우리 의료진으로서는 생체간이식 수술에 성공해야겠다는 절실한 마음을 가지고 있었습니다.

그래서 제가 1994년에 처음으로 생체간이식 수술을 시작했습니다. 그해에 아기들 2명을 이식했는데, 다행히도 그 아기들이 잘 자라서 지금까지 건강하게 지내고 있습니다. 생체간이식은 항상 소아 수술이 쉽고 결과도 좋습니다. 그래서 소아 수술로 얻은 경험을 바탕으로 3년 후인 1997년에 국내 최초로 성인 생체간이식 수술을 했습니다. 간암과 B형 간경화가 있는 당시 37세 판사였는데, 현재 건강하게 살고 있습니다.

미국 같은 경우에는 뇌사자 간이식과 생체간이식 수술의 비율이 약 95% 대 5% 정도입니다. 상대적으로 뇌사자 장기이식 기증자가 많고, 수술 방법에서도 생체간이식 수술은 상당히 까다롭고 합병증도 많기 때문입니다. 우리나라의 경우에는 그 비율이 60% 대 40% 정도입니다. 미국보다 생체간이식 수술 비율이 매우 높습니다.

심지어 우리 병원에서는 뇌사자 간이식이 약 15% 정도밖에 안 되고, 생체간이식 수술이 85% 이상 이루어집니다. 우리 병원의 생체간이식 수술이 유달리 많은 이유는 뇌사자 간이식만으로는 우리 병원을 찾는 많은 간질환 환자의 수술을 다 해드릴 수가 없기 때문입니다. 그래서 어렵고 까다롭더라도 생체간이식 수술의 비율을 높이고 도전하고 있습니다.

수술장 한 곳을 사용하는 일반적인 암 수술과는 달리, 생체간이식 수술의 경우에는 두 곳 이상의 수술장이 필요하게 되는데요. 특히 기증자가 2명인 '2대1 생체간이식' 수술의 경우에는 수술장이 세 곳 필요하고, 많은 인원이 참여하는 대형 수술이 이루어지게 됩니다. 이승규 교수께서 아무리 뛰어난 실력을 갖추고 계신다 해도, 함께 참여하는 의료진의 실력이 뒷받침되지 못한다면 좋은 결과를 얻을 수 없을 것 같습니다. 세계 최고 수준의 생체간이식 수술성적을 내기 위해서 수술팀 구성은 어떻게 하고 계십니까?

저희 간이식 수술팀의 외과 의사 모두가 저의 제자입니다. 사실 간이식 수술을 할 수 있는 수준의 외과 의사가 되려면 긴 시간이 걸립니다. 의대를 졸업한 후 4년의 외과 전공의 과정을 거치고 7~8년 전임의 과정을 따로 마쳐야만, 독립해서 자기가 간이식 수술을 할 수 있는 실력을 갖추게 됩니다. 저희 간이식 수술팀의 모든 외과 의사들은 그 과정을 다 거쳤기 때문에 동시에 4명의 환자에게 간이식 수술을 할 수 있습니다.

생체간이식은 수술팀뿐만 아니라 다른 전공 분과와도 연계되는 전체적인 팀워크가 굉장히 중요합니다. 외과 의사만 잘한다고 좋은 결과가 나오는 게 아니기 때문입니다. 저희가 간이식 수술에 들어가면 담도합병증이나 혈관합병증 등 일반적인 수술에서는 나올 수 없는 많은 문제점이 나오게 됩니다. 그럴 때 외과 의사와 함께 팀을 이루는 내과, 내시경, 방사선과 의사와 유기적인 협력이 굉장히 중요합니다. 저희는 팀워크가 굉장히 좋았기 때문에 외과 의사들, 수술장 간호사들, 마취과 선생님들이 주말이든 밤이든 가리지 않고 나와서 응급수술을 많이 할 수 있었습니다.

간이식 환자를 치료하는 여정에 외과 의사, 간호사, 마취과 의사, 내과 의사, 방사선과 선생님들이 동반자로서 각자의 역할을 하고 있다고 자부합니다. 간이식 팀원들이 스스로 굉장히 큰일을 하는 동반자라는 자부심이 있었기 때문에 1년에 500명 이상 간이식수술을 할 수 있었고, 난도가 높은 생체 간이식도 많이 할 수 있었습니다.

간이식 분야를 전공하겠다고 결심하신 계기는 무엇이었습니까? 이승규 교수께서 연수하러 미국에 가셨던 당시만 해도 우리나라에서는 간이식이 이루어지지 않았는데, 미국에서 공부하는 과정에서 간이식에 관해 관심을 두게 되신 건가요?

제가 서울대학교 의과대학을 졸업하고 다른 대학병원에 근무할 때였는데, 제가 나온 대학병원이 아니다 보니 약간 차별받는다고 느꼈습니다. 그래서 제가 살아남기 위해서는 남들이 어려워하는 전공을 해야겠다는 생각이 들었습니다.

그런데 제가 미국으로 연수를 가게 되었을 때 저의 은사이신 민병철 원장님을 찾아뵈었는데, 간이식을 전공해보라는 말씀을 들었습니다. 이후 미국으로 연수 가서 간이식 수술에 참여해보니까 저한테 상당히 매력적인 분야로 다가와서 간이식을 전공하게 되었습니다.

간이식이 제일 매력적이었던 것은 감동적인 이야기가 있기 때문이었습니다. 일반적인 암 수술은 의료진이 수술해서 암을 제거하면 되는데, 간이식은 그렇지 않았습니다. 간이식 수술을 하려면 기증자가 반드시 있어야 하기 때문입니다. 기증자의 헌신, 가족에 대한 희생과 사랑이 있지 않으면 간이식 수술이 이루어질 수 없다는 점이 감동적인 요소로 와닿았습니다.

두 번째 매력적인 요소는 환자가 극적으로 회복된다는 것이었습니다. 대부분 암 환자들은 수술받으러 병원에 올 때 걸어서 들어오시잖아요. 그런데 간이식 환자는 의식이 없는 중증 환자들이 많습니다. 스스로 소변을 만들지 못해서 체중이 30kg 이상 늘고, 호흡도 마비되어 인공호흡기를 달고 수술장에 들어오기도 합니다. '절체절명'이라는 말로 제가 표현하는데, 중증의 절체절명 환자들이 간이식 수술을 받고 극적으로 회복되는 것이 저한테는 굉장히 도전해보고 싶은 분야라는 생각을 들게 했습니다.

의사 선생님이라면 누구나 환자를 살려냈을 때 보람을 느끼실 텐데요. 특히 간이식 수술의 경우에는 환자의 상태가 극적으로 변화하는 것을 퇴원하기 전에 볼 수 있으니 보람이 더 클 것 같습니다. 간이식 분야에서는 이미 세계적인 성과를 거두셨는데, 앞으로 도전하고 싶으신 분야는 무엇입니까?

지금도 저희 간이식 팀원 모두가 매일 아침 7시부터 두 시간 정도 간이식 콘퍼런스 회의를 합니다. 주로 간이식 수술 전 환자와 오늘 수술할 환자, 그리고 수술받은 환자와 기증자에게 문제점들이 없는가를 점검하는 회의입니다. 또 오늘 수술할 환자도 수술계획은 다 세워놨지만, 그보다 더 나은 수술계획이 없는가도 다시 한번 확인합니다. 간이식 환자는 중환자들이 많아서 중환자 관리에 대해서도 저희가 매일 토론합니다. 저는 우리 간이식 팀원들한테 두 가지를 강조합니다.

**첫째, 이식한 환자들의 사망률 0%를 꼭 만들자는 것입니다.** 의사로서 제 꿈이 한 해에 간이식 환자 사망률 0%를 만드는 것이었습니다. 2017년에 마침내 생체간이식 환자 352명이 모두 생존하여 제 꿈이던 사망률 0%를 달성했습니다. 그런데 아쉽게도 다음 해에는 최선을 다했지만 이식받은 환자 몇 분이 돌아가셨습니다. 그렇지만 앞으로도 수술 후 환자 사망률 0%를 만드는 팀이 되도록 계속 노력하려고 합니다.

**둘째, 간이식수술 후에 간암의 재발률을 최대한 낮춰주자는 것입니다.** 간이식 환자 중 45% 정도는 간암이 동반되어 있습니다. 간암의 첫 번째 치료원칙은 절제술인데, 간경화가 동반되어 있어서 암을 절제하기 어려운 환자에게 간이식 수술을 합니다. 그런데 간이식 수술 후에 간암이 재발하는 경우가 적지 않게 있습니다. 수술 중 간암을 만지작거리면서 간암이 퍼질 수가 있기 때문입니다.

그래서 간이식 수술 전에 간암의 '맹렬성'을 떨어뜨려 암의 병기를 낮추는 '다운 스테이징(down-staging)'을 철저하게 합니다. 그리고 수술 중에 간암이 주위 장기나 혈액을 통해 퍼지는 것을 막게 하는 '노-터치 테크닉(no-touch isolation technique)'에 저희가 관심을 가지고 적용하고 있습니다.

제가 제자들한테 매일 회의하면서 하는 이야기가 진행 간암 환자가 간이식 수술을 받은 후에 간암이 재발하지 않도록 해주자는 것입니다. 제가 은퇴할 때까지 제 수술 철학이 다른 대학의 선생님들한테도 많이 전달되어서 많은 환자가 간이식 수술 후에 좋은 결과가 나오면 좋겠습니다. 환자의 생명을 잃게 하면 안 됩니다. 실패를 반복하지 않고, 포기하지 않고, 늘 도전하면서 환자를 살려야 합니다.

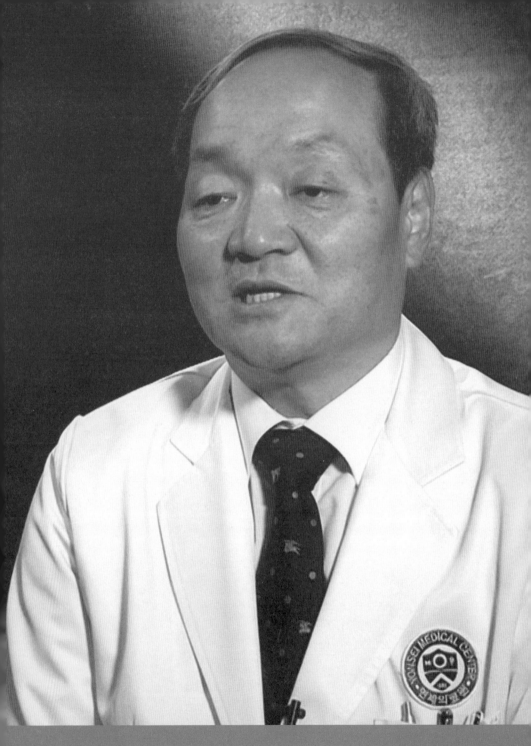

**노성훈 강남세브란스병원 위장관외과 특임교수, 전 세브란스병원 연세암병원장**

1954년생. 연세대학교 의과대학을 졸업하고 동 대학원에서 의학 석사, 고려대학교 대학원에서 의학 박사 학위를 받았습니다. 세브란스병원 연세암병원장을 역임하면서 30여 년간 1만여 건 이상의 위암 수술을 집도해 세계 최다 위암 수술 기록을 가지고 있습니다. 칼 대신 전기소작기로 수술하는 방법을 고안하는 등 위암 수술의 혁신을 주도했습니다.

# 한국인 암 발생률 1위, 위암 치료에서 세계 1위에 등극하다

노성훈 전 세브란스병원 연세암병원장

2018년 세계적인 의학 학술지 〈랜싯(The Lancet)〉에서는 2000년부터 2014년 사이에 치료받은 18개 종류의 암 환자 3,700만여 명을 조사하여, 국가별 치료 성적을 공개했습니다. 그중 위암 치료 분야에서 우리나라는 조사 대상 71개 국가 중 1위를 차지했습니다.

위암 환자의 5년 생존율을 전 세계 평균으로 보면 약 40%인데, 우리나라는 68.9%를 기록하여 압도적으로 생존율이 높은 것으로 나타났습니다. 한국인들이 가장 많이 걸리는 암이 바로 위암인데, 위암의 5년 생존율에서 한국이 세계 1위를 차지한 것입니다.

노성훈 교수는 위암 수술에서 우리나라를 대표하는 외과 의사입니다. 1987년부터 2021년 현재까지 위암 환자 1만 1,000여 명을 수술한 노성훈 교수는 수술 후 5년 생존율 73%, 합병증 발생률 10%, 사망률 0.3%라는 놀라운 치료 성적을 올렸습니다.

그런데 위암 수술 분야에서 세계 최고의 외과 의사로 유명한 노성훈 교수도 자신의 암과 싸워야만 했습니다. 2014년에 후두암 진단을 받은 것입니다. 암을 치료하는 외과 의사이자 암 환자이기도 한 노성훈 교수를 만나 우리가 암을 어떻게 이겨나가야 하는지에 대해 알아보았습니다.

# interview

사람들은 보통 '암을 치료하는 의사 선생님들은 암에 걸리지 않을 것이다'라는, 일종의 편견을 갖고 있습니다. 암을 직접 겪어보셨기에 암 환자들의 마음을 다른 선생님들보다 좀 더 잘 이해하고 공감하신다고 생각합니다. 암 환자들은 처음에 암 진단을 받으면 큰 충격을 받게 되는데, 노성훈 교수께서도 힘드셨을 것 같습니다.

제가 연세암병원 병원장을 맡게 된 2013년도에 대규모의 암병원을 짓고 있었고 개원을 준비하던 시기라 제 몸을 돌볼 여유가 없었습니다. 목소리가 조금 쉬었는데, 그냥 차일피일하다가 2014년에 후두암 진단을 받았습니다. 암이라는 소리를 들었을 때 머릿속이 하얘졌고, 왜 이렇게 살았나 하는 후회와 자책도 많이 했습니다. 결국 방사선치료를 7주간 받았는데, 치료 시작한 지 5주쯤부터 목 부위의 피부가 헐어 진물이 나고 안으로는 식도가 헐어 물도 마시기 힘들 정도로 고생을 많이 했습니다. 지금까지도 목에 치료 자국인 까만 흉터가 남아 있습니다.

암병원장이 암 환자가 된 것입니다. 그전까지 제가 다른 의사보다는 암 환자의 마음을 잘 헤아리고 있다고 생각하고 있었지만, 막상 암 환자가 되어 보니까 '내가 정말 암 환자를 잘 이해하고 있었나?'라는 의문이 들었습니다. 의사들의 말 한마디가 환자한테는 비수로 와서 꽂힐 수도 있기 때문입니다. 의사가 환자들한테 냉정하게 이야기를 하는 것이 자기방어를 하느라고 그러는 부분도 있지만, 환자에게 필요한 것은 의사가 주는 용기와 힘입니다. 그런 부분에서 제가 의사로서 많이 부족하지 않았나 하는 생각을 하게 되는 계기가 되었습니다.

제가 암 진단을 받은 후 환자분들께 조금 더 따뜻하게 대하고 환자의 처지에서 생각해보려고 합니다. 환자가 자포자기하고 낙담하고 포기하려고 하면, 저도 후두암 환자고 방사선치료를 받으면서 힘들었다고 말씀드립니다. 특히 암 환자는 재발을 가장 두려워하고, 자신이 잘못되면 가족들의 삶은 어떻게 되는가를 걱정합니다. 그래서 암 환자는 항상 불안하고 힘듭니다. 제가 그런 것들을 겪어보았기 때문에 환자가 힘들 때는 제 경험을 이야기하면서 정신적으로 힘을 드리려 하고 있습니다.

## 암은 인간이 피해 가기 어려운 질병입니까?

우리나라의 경우 남성이 일생을 살면서 암에 걸릴 확률이 10명 중 4명, 여성의 경우 3명 중 1명일 정도로 흔한 질병입니다. 과거에는 암을 죽음의 병이라고 생각했지만, 지금은 많은 암이 조기에 발견되고, 초기에 진단되면 완치 가능성이 커졌습니다.

진행된 암이라도 치료를 잘 받으면 희망의 끈은 남아 있습니다. 항암제, 표적치료제, 면역치료제, 수술법이 과거보다 많이 발전했기 때문입니다. 또 유전자 연구가 발전하면서 암의 병태생리에 대한 이해도 높아졌고, 유전자 연구를 기반으로 한 새로운 암 치료법도 계속 개발되고 있습니다.

우리나라 위암 환자 중 70%는 조기에 진단됩니다. 조기에 진단된 암은 치료 선택지가 많습니다. 암의 깊이, 크기와 분화도를 고려해서 내시경 시술도 가능해졌고, 상처를 덜 내는 복강경이나 로봇 수술 등 여러 선택지가 생겼습니다.

진행성 위암도 과거보다 치료 성적이 현저하게 좋아졌습니다. 과거에는 효과는 별로 크지 않으면서 독성이 심했던 항암제를 썼다면, 최근에는 독성은 줄이고 치료 효과는 높은 항암제들이 개발되고 있기 때문입니다. 그리고 특정 유전자에 이상이 있는 환자는 표적치료제를 추가하고 수술을 잘 조합해서 치료하면 치료 효과가 커집니다.

심지어 간이나 대동맥 주위 림프절 혹은 복막과 같은 장기로 전이된 4기 위암으로 진단받으면 예전에는 1년 살면 잘 산다고 했습니다. 그런데 지금은 생존 기간을 훨씬 늘리게 되었고 수술도 시도하게 되었습니다. 과거에는 전이된 4기 위암의 경우 수술을 생각지도 못했지만, 지금은 항암제나 표적치료제로 전이된 암 부위를 없애거나 현저히 줄인 후에 위암을 제거하는 전환 수술을 합니다. 4기 위암 환자라 하더라도 장기 생존할 기회가 열린 것입니다.

특히 위암 수술을 전공하시게 된 계기는 무엇이었습니까?

제가 외과 전공의 수련과 군의관 복무를 마치고 본격적으로 대학병원에서 일하기 시작한 게 1986년입니다. 그 당시만 해도 외과가 분과가 되어 있지 않아서 3~4년 동안은 갑상샘, 유방암, 간담췌 질환, 소화기, 치질 등 외과에서 하는 각종 수술을 다 했습니다. 그러다가 외과가 세분화되기 시작했습니다. 저는 우리나라에서 빈도가 가장 높은 위암을 전공해서, 고통받는 많은 위암 환자 치료에 제 인생의 모든 것을 걸어야겠다고 생각했습니다.

30여 년 전인 당시에는 위내시경의 질이 떨어지고 복부 CT가 보편화되어 있지 않고 해상도도 낮다 보니 암 진단이 지금처럼 정확하지 않았습니다.

그래서 '시험적 개복술'이라고 해서 진단 겸 치료의 목적으로 환자의 배를 연 경우도 많았습니다. 배를 열어서 전이가 없으면 수술을 하고 간에 전이가 있거나 암들이 복강 안에 퍼져 있다든지, 복수가 차 있으면 수술을 못 하고 배를 닫았습니다. 그렇게 전이가 있어서 수술을 못 하는 경우가 환자 열 명 중 한 명꼴이었습니다.

다행히 수술을 할 수 있었던 환자들도 진행성 위암이면 예후가 지금처럼 좋지 않았습니다. 당시만 해도 수술 이후에 미세하게 남아 있는 암세포를 제거할 효과적인 항암제가 없었기 때문입니다.

진료하면서 고통스러운 순간이 많이 있었습니다. 특히 아기가 있는 젊은 엄마나 대학생이 위암 수술받고 얼마 되지 않아 재발해 사망하는 것을 보면서 좌절하고 자책도 많이 했습니다. 의료진이 휴일과 밤낮을 가리지 않고 치료해도 결국 돌아가시는 분들이 있었기 때문입니다. 그러고 나면 정말 1~2주 동안 식사도 하지 못하고 나 자신의 한계에 자책감을 느끼곤 했습니다.

대학병원 외과 교수로 일하기 시작한 지 몇 년 되지 않아서 새로운 위암 수술 방법을 제시하셨습니다. 기존 위암 수술에 사용되던 수술칼과 수술 가위 대신 전기소작기를 사용하신 것인데, 기존 관행을 깨고 새로운 방법을 시도하게 되신 계기는 무엇입니까?

제가 다른 과 교수님들이 수술하는 것은 자주 기웃거리며 보았습니다. 외과라는 틀에서 벗어나 다른 과에서 하는 수술을 보며 아이디어를 많이 얻었습니다. 정형외과나 신경외과 수술을 보니까 미세한 혈관에서 출혈이 될 때 전기소작기라는 도구를 사용해 지혈했습니다. 당시 외과에서는 위암 조직을 자르고 병변을 떼기 위해 수술 가위와 칼을 썼는데, 출혈도 많이 되고 수술 시간도 오래 걸려 수술 결과가 좋지 않은 경우가 종종 있었습니다. 그래서 위암 수술에도 전기소작기를 적용해본 것입니다.

1989년부터 제가 전기에너지를 열에너지로 바꾼 전기소작기를 이용해서 세계 최초로 위암 수술을 했습니다. 전기소작기를 사용하니까 수술 중 출혈이 최소화되어 수술 시야가 깨끗해졌습니다. 출혈이 발생하면 피를 닦고 혈관을 묶는 데 시간이 걸리는데, 전기소작기를 사용해 수술하니까 수술 시간이 짧아지고 수혈을 해야 하는 경우가 현저하게 줄어들게 되었습니다. 수술 시간과 마취 시간이 짧아지니까 환자의 회복 기간도 줄어들었습니다. 기존 수술법으로 수술하면 2주 이상 입원하던 것을 열흘 이내로 단축할 수 있었습니다.

1995년에 대한외과학회에 전기소작기를 사용한 위암 수술을 비디오로 찍어서 발표했더니, 많은 분이 놀라기도 하고 위험하다는 이야기도 했습니다. 특히 위암 수술을 하면서 림프절을 제거할 때 혈관이 다치지 않는 게 중요하기 때문입니다. 그런데 혈관과 인접해서 전기소작기를 사용하니까, 고열로 인해 혈관이 손상되어 나중에 터지면 배 안에 큰 출혈이 생길 수 있으므로 걱정한 것이었습니다.

다행히 전기소작기를 사용한 위암 수술에서 소작기로 인한 합병증도 없고 수술 시간도 훨씬 단축되었으며 수혈도 거의 하지 않게 되었습니다. 1980~1990년대에는 위를 전절제하는 위암 환자 중 30~40%에서 수혈을 했었습니다. **하지만 전기소작기로 수술하면 수혈을 10% 이하로 줄일 수 있었고 수혈 합병증도 감소시켰습니다.** 지금은 전기소작기를 쓰지 않는 외과 의사가 거의 없을 정도로 위암 수술법의 획기적인 변화를 가져온 일이었습니다.

위암 수술에 사용되는 도구만 바꾼 것이 아니라 상부 위암 표준수술법도 바꾸셨지요. 위암이 상부에 있는 경우 위 전체를 절제하면서 비장을 함께 제거하는 것이 표준수술

위암 환자에서 위를 얼마만큼 절제하느냐는 것은 암의 진행 정도와 상관이 없고, 암의 위치가 중요합니다. 암의 위치가 아래쪽이 아니고 위의 상부, 즉 식도에 가까운 쪽에 있으면 위를 100% 제거하는 위 전절제술을 합니다.

암이 상부에 위치하면 주변 장기인 비장으로 가는 혈관과 비장의 입구 쪽 림프절에 전이 될 가능성이 20% 정도 됩니다. 그래서 그 림프절을 제거하기 위해서 위 전절제술 시 비장을 같이 제거하는 것이 표준수술법이었습니다.

그런데 저는 '왜 비장을 꼭 제거해야 하나? 목적이 림프절을 절제하는 것이라면 비장을 놔두고 비장으로 가는 혈관 주위에 있는 림프절만 제거해도 되지 않는가?'라고 생각하고 비장 보존 위 전절제술을 시도했습니다.

이 수술 역시 전기소작기를 이용했고 수술 장면을 동영상으로 제작해 독일 뮌헨에서 있었던 제2회 국제위암학회에서 발표를 했습니다. 학회장에 참석한 위암의 세계적 대가들과 청중들이 동영상을 보고 놀라워했고 엄청난 찬사를 들었습니다. 그 이후에 비장 보존 위전절제술의 치료 성적을 여러 국제학회에서 발표했고 미국에서 발행되는 권위 있는 학술 잡지에 게재했습니다.

**비장을 보존하는 수술법이 비장을 제거하는 수술에 비해서 수술 후 합병증을 현저하게 줄일 수 있었습니다.** 비장이 가지고 있는 기능 중에 중요한 게 면역 기능인데, 그 면역 기능을 파괴하지 않고 보존하니까 치료 후에 염증과 감염에 의한 합병증이 현저하게 줄었습니다. 장기 생존율도 기존에 하던 비장을 제거하는 수술과 비슷하거나 오히려 좋았습니다.

위암 수술의 기존 관행과 다른 치료법을 계속 찾고 계셨던 건가요?

저도 유명한 미국 교수들이 쓴 외과 교과서들을 보면서 공부했습니다. 하지만 이 교과서에 서술된 것은 기존 의학지식과 데이터에 근거한 내용이잖아요. 그래서 언젠가는 제가 의학 교과서에 있는 개념과 진료 방법을 바꾸겠다는 꿈을 꾸었습니다.

그런데 의사의 관점에서 환자를 봐서는 큰 변화를 일으키지 못한다고 생각했습니다. 왜냐하면 기존 교과서는 전문 분야에 있는 의사들이 의사의 관점에서 자신들이 경험한 데이터에 의해 쓴 것이기 때문입니다. 그래서 환자 입장으로 질병과 치료법을 바라보면 새로운 치료 방법을 찾을 수 있겠다고 생각한 것입니다.

노성훈 교수께서는 위암 환자들의 생존율을 높인 의사로서 유명하실 뿐만 아니라, '5무(無) 치료'라고 해서 '수술칼·수혈·배꼽 아래 상처·콧줄·심지 등 5가지가 없는 치료법'을 개발하신 것으로도 널리 알려지셨습니다. 이 치료법은 환자의 수술 후 고통을 줄여주기 위한 치료법인데요. 수술 후 환자의 '삶의 질'에 관심을 가지게 된 이유는 무엇입니까?

**1990년대 말쯤부터 수술받는 환자들의 고통과 불편감에 관심을 두게 되었습니다.** 복부 수술을 받는 환자들이 힘들고 고통스러워하는 대표적인 것이 수술 부위 통증, 콧줄, 심지, 소변줄 등이었습니다. 무통분만이라고 해서 출산하는 산모의 복부 통증을 줄이기 위해 척추 부위에 가는 카테터[36]를 넣고 진통제를 주입하는 방법을 산부인과에서 쓰고 있었는데 이를 위암 수술에 적용했습니다. 이 방법으로 환자들의 통증 호소가 현저하게 줄어들었습니다.

또한, 환자들의 통증을 줄이기 위해 피부 상처를 최소화했습니다. 당시 위암 수술을 하게 되면 명치 끝 부위부터 배꼽 아래까지 20~25cm의 피부를 절개했는데, 그걸 15cm 이하로 줄여서 배꼽 위까지만 절개하는 것으로 바꿨습니다. 그러면 외과 의사로서는 수술 시야가 좁아져서 불편하지만, 절개로 인한 환자의 수술 후 통증은 크게 줄어들기 때문입니다. 게다가 수술 후에 발생할 수 있는 상처 부위의 염증이나 장 유착의 합병증도 줄이고 미용상의 측면에서도 상처가 적으니 좋지요.

위암 수술을 하면 환자의 코에 줄을 넣어 위장액을 빼내는 것이 전통적으로 해온 기본적인 처치였습니다. 왜냐하면 위암 수술을 한 후에, 위장관에서 분비되는 소화액과 환자가 들이마신 가스로 인해 위와 장의 연결부위가 아물지 않고 터질 수 있다는 것을 우려했기 때문이었습니다. 따라서 수술 전에 콧줄을 넣었다가, 며칠 뒤에 장운동이 회복되어 방귀가 나오면 콧줄을 빼주는 것이 일반적인 방법이었습니다.

그런데 콧줄을 넣으면 환자들의 고통이 엄청났습니다. 오랜 시간 동안 전신마취를 해서 가래가 생기고 이 때문에 고열 오한이 나고 폐렴으로 진전될수도 있으니까, 의사와 간호사들이 심호흡을 자주 하고 가래를 뱉으라고 하기 때문입니다. 수술한 배가 아픈 데다가 코에 줄까지 들어가 있어서 목 안이붓고 자꾸 염증이 생기는데 기침까지 하라는 상황이었습니다. '콧줄을 꼭 넣어야 하나'라는 의문을 품고 2000년도에 임상시험을 했습니다.

콧줄을 넣은 환자들과 넣지 않은 환자들을 비교해보니까, 위와 장의 연결부위에서 발생할 수 있는 합병증 빈도에 차이가 없다는 것을 밝혔습니다.

오히려 콧줄을 안 넣으니까 호흡기에 합병증이 덜 생겼습니다. 가래도 덜끓고, 가래가 있다 해도 잘 뱉어낼 수 있으니까 고열, 오한, 폐렴 등도 덜 발생했습니다.

2001년에는 위암 수술 환자에게 '심지[37]'를 꼭 넣어야 하는가'라는 의문을 품고 임상시험을 했습니다. 전통적으로 위암 수술을 하면 복강 내 출혈과 진물을 빼기 위해 굵은 튜브를 넣었습니다. 그게 얼마나 고통스러워요. 심지로 진물이 흘러나와 거즈가 흠뻑 젖고 균이 타고 들어가서 배 안에 염증을 유발하기도 합니다. 임상시험 결과 심지의 삽입 여부가 합병증에 영향을 주지 않았고, 심지를 넣지 않은 환자들의 고통이 현저히 적었습니다.

지금은 콧줄과 심지를 넣지 않는 치료 방법은 세계적으로 거의 보편화되었습니다. 2010년 대한위암학회에서 '수술할 때 환자한테 콧줄을 넣느냐'를 조사했더니, 30~40%의 의사들이 콧줄을 넣지 않는다고 답했습니다. 지금은 훨씬 많은 의사가 콧줄을 넣지 않고 위암 수술을 하고 있습니다.

2019년에 정년퇴임 하신 후 지금도 강남세브란스병원에서 직접 위암 수술을 하고 계시지요. 위암 수술과 환자 삶의 질 영역에서 이미 상당한 혁신을 이루셨는데, 앞으로 도전하실 주제는 무엇입니까?

제가 대학의 전임강사가 된 것이 1987년이었습니다. 그때부터 지금까지 30여 년 동안 위절제수술을 한 환자가 1만 1,000여 명입니다. 2005년과 2006년에는 한 해에 600명이 넘는 환자를 수술했습니다. 세계적으로 그렇게 많은 위암 환자를 수술한 외과 의사는 없었습니다.

위암으로 고통받는 환자들한테 도움이 되기 위해서 밤낮과 휴일을 가리지 않고 수술했고 새로운 치료나 처치 방법을 위해 도전을 했습니다. 지금은 도저히 생각할 수 없는 일입니다. 저 혼자 수술하고 싶다고 해서 할 수 있는 게 아니기 때문입니다. 외과 전공의, 마취과 교수와 전공의, 간호사들이 하나가 되어 도와주었기 때문에 그렇게 많은 환자를 수술할 수 있었습니다.

현재 제가 관심을 두고 하고자 하는 일이 두 가지인데 **첫째는 항암제에**

효과가 좋은 위암 환자를 사전에 선별할 수 있는 바이오마커를 찾는 것입니다. 사실 진행성 위암 환자의 40% 정도는 항암제에 반응하지 않습니다. 즉, 효과는 적으면서 부작용이 있는 항암제로 치료를 받느라고 시간과 경비를 낭비하는 것입니다. 진행성 위암으로 판명되면 수술과 함께 항암치료를 하는 것이 표준 치료법이므로 항암제의 치료 효과 여부를 미리 알 수 있다면 항암제가 도움이 되는 환자들에게만 항암제를 투여하고 도움이 안 되는 환자들은 다른 치료를 해야겠지요.

저의 또 다른 관심사는 항암제에 반응이 좋은 4기 위암 환자를 선별해 항암치료를 선행한 후 수술을 함으로써 수명을 늘리고 완치까지 기대하는 '전환 수술'입니다.

항암제, 표적치료제, 면역치료제 등으로 치료를 선행하면 다른 장기에 가 있는 암 병소가 줄어들고 없어지는 수가 있습니다. 4기 암 환자 중 40% 정도에서 그런 일이 벌어집니다. 암이 줄어든 적절한 시기에 위암을 제거하는 수술을 하여 4기 암 환자에게 삶의 희망을 주는 것이 저의 큰 관심사입니다.

위암 치료에서 가장 선진적인 연구와 치료법을 제시해왔다고 알려진 일본과 비교하면 우리나라는 현재 어떤 수준입니까?

일본이 위암 치료에 있어서 가장 선진국이었습니다. 1990년대까지만 해도 우리나라에서 위암을 전공하는 의사들은 소화기내과, 외과, 병리과 등 전공과를 불문하고 일본에 가서 연수를 받는 경우가 흔했습니다.

일본은 위암 발생빈도가 세계적으로 가장 높은 국가 중 하나이기 때문에 1960년대 초반부터 위암의 조기 진단과 치료에 관심을 두고 일본위암학회를 설립하고 체계적인 연구를 시작했습니다. 경제력과 국력에서 우리나라보다 앞섰던 일본이 일찍부터 위암에 관한 연구를 깊이 했고 새로운 진단, 치료법을 제시해온 것입니다.

그런데 2000년대 중반 이후부터는 일본 의사들이 한국에 연수받으러 오기 시작했습니다. 우리나라의 의사들이 1990년대 중반부터 국제학회와 저명한 학술 잡지에 좋은 연구 결과를 발표하기 시작했습니다. 특히, 기존의 치료법을 개선하거나 바꾸는 새로운 치료법을 연구한 결과가 많이 있었습니다. 우리나라의 위암 치료 성적이 꾸준히 향상되어 세계 최고 수준이 된 것도 많은 외국인이 한국에 연수를 온 이유겠지요.

일본 위암 수술의 특징은 규격화되고 일사불란하게 수술한다는 것입니다. 대학과 중소병원에서 하는 위암 수술 방법이 비슷하고 나이가 많은 선배 의사들과 젊은 의사들의 수술 방법이 거의 똑같습니다. 그러므로 일본에서는 위암 수술이 도립병원이나 중소병원에서 많이 시행되고 있고 대부분의 대학병원에서 일 년에 수술하는 위암 환자의 수가 100~200명 정도입니다.

이에 반해 우리나라의 경우 위암 수술이 대학병원이나 큰 종합병원에서 대부분 시행되고 있고, 젊은 의사들이 기존의 치료 방법이나 수술법을 개선하고 새로운 치료법을 고안하기 위해 도전을 하는 것 같아요.

일본과 우리나라의 또 다른 차이는 종양내과 의사의 역할입니다. 일본의 경우 위암 수술이 중소병원에서 많이 이루어지다 보니 항암제 치료를 종양내과 의사가 아닌 외과 의사들이 하는 경우가 많습니다.

반면 우리나라는 대형병원에서 주로 위암 치료를 하니까 다학제 진료[38]를 합니다. 대형병원에서는 종양내과나 소화기내과가 따로 분과해 있고, 외과 의사는 수술을 전담합니다. 따라서 외과 의사 한 명이 진료 방침을 정하는 게 아니고, 여러 분과가 참여해 토의하는 다학제 진료를 통해서 결정합니다.

**항암제 치료의 전문가인 종양내과 의사와 위암 수술의 전문가인 외과 의**

**사가 모여 다학제 진료를 진행하기 때문에 우리나라의 위암 치료 성적이 좋아진 것입니다.** 그래서 위암의 같은 병기를 놓고 치료 성적을 비교해보아도, 특히 진행성 위암에서 우리나라의 치료 성적이 일본보다 좋습니다.

다학제 진료가 우리나라 위암 치료 성적을 올린 결정적인 요소이군요?

다학제 진료가 가장 먼저 시작되고 활성화된 나라는 미국입니다. 미국에 많은 대장암, 폐암, 유방암 치료에서 다학제 진료가 일찍부터 시작되었고, 우리나라에서는 한국인에게 많은 암인 위암 등을 중심으로 다학제 진료가 발전되어왔습니다.

특히 우리나라는 큰 규모의 병상을 가지고 있는 대학병원에서 암 환자 진료를 많이 하다 보니까 이를 지원하기 위해 각 분과 전문의들이 더 많아졌습니다. 위암 환자 한 명을 중심으로 영상으로 진단을 하는 영상의학과, 내시경 진단과 치료를 전담하는 소화기내과, 수술을 전담하는 외과, 항암제 치료를 전담하는 종양내과 등 여러 관련 과가 활발하게 협력합니다.

예를 들어 진행성 4기 위암 환자의 치료방침을 의사 한 사람이 결정하지 않는 것입니다. 진단과 치료 방향을 정하기 위해서 영상의학과, 소화기내과, 외과, 종양내과, 방사선종양학과 의사들이 모두 참여합니다. 심지어는 수술 전후 영양을 담당하는 영양사, 암 진단을 받고 심리적으로 위축되는 환자들을 지지하는 정신과 의사들도 같이 참여해서 환자한테 최선이 될 수 있는 치료 방법을 찾는 다학제 진료가 활성화되어 있습니다.

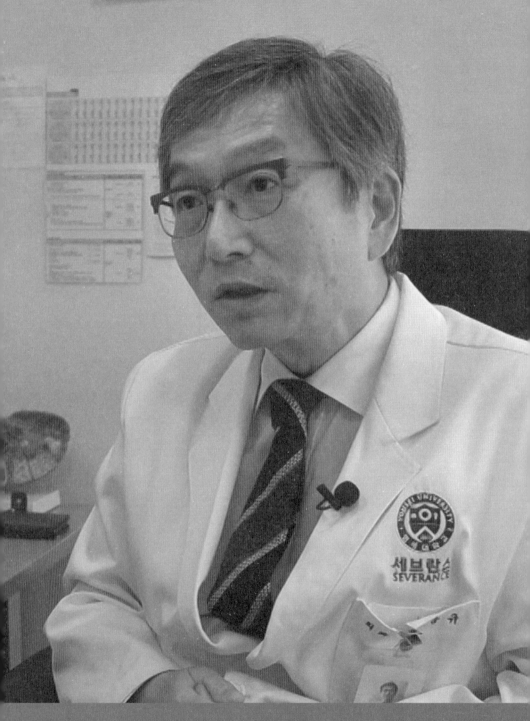

**김남규 용인세브란스병원 대장항문외과 교수, 아시아태평양대장암학회 초대 회장**

1956년생. 연세대학교 의과대학을 졸업하고 동 대학원에서 의학 석·박사 학위를 받았습니다. 아시아태평양대장암학회(APCC)
를 결성하고 초대 회장을 지냈으며 대한 대장항문학회 회장과 대한 종양외과 학회장을 역임했습니다. 또한 대장암 치료의 뛰어
난 업적을 인정받아 세계대장항문외과학회 외과상을 수상하고 미국 대장항문학회 및 러시아 대장항문학회에서 명예 펠로우로
초대받는 등 대장항문 분야의 최고 권위자로 평가받았습니다.

# 세계 1위 대장암 치료의
# 원동력은 무엇인가?

**김남규** 아시아태평양대장암학회 초대 회장

2018년에 의학 학술지 〈랜싯〉에 발표된 세계 암 치료 국가별 순위를 보면, 우리나라는 위암뿐 아니라 대장암 치료에서도 세계 1위를 차지했습니다. 결장암 5년 생존율 71.8%, 직장암 5년 생존율 71.1%를 기록하며 얻은 결과였습니다.

우리나라 대장암 수술 분야에서 최고의 외과 의사 중 한 명으로 꼽히는 김남규 교수는 대장암 치료의 패러다임을 바꾼 가장 중요한 요인으로 '다학제 진료의 활성화'를 강조했습니다.

다학제 진료는 여러 분야의 의사들이 의학적 지식과 경험을 공유하는 '튜머 보드'[39]라는 형태로 미국에서 시작된 것으로, 1980년대 미국에서 '지역사회 기반의 암 치료'라는 방향 변화가 일어나면서, 다학제 진료가 본격적으로 암 치료에 적용되었습니다.

김남규 교수를 만나 우리나라 암 사망원인 3위인 대장암 분야에서 다학제 진료가 어떻게 발전해왔는지, 앞으로 혁신해야 할 과제는 무엇인지 알아보았습니다.

# interview

주로 장기 여러 곳에 암이 전이되었을 때 다학제 진료를 하는 것 같습니다. 여러 부문의 의료진이 모여 논의를 통해 암 전이 환자에게 최선의 치료 방법을 찾아가는 방식을 다학제 진료라고 한다면, 그 환자로서는 더할 나위 없이 바람직한 진료 방식인데요. 실제로 대장암 치료 현장에서 다학제 진료가 어떻게 이루어지고 있는지 궁금합니다. 의사들이 여러 명 참여하는 만큼 치료 방법에 대한 의견이 서로 다를 수도 있는데, 그런 경우에는 어떻게 결론을 내리십니까?

다학제 진료는 모든 암 환자에게 적용되는 건 아닙니다. 대장암 병기가 진행된 경우, 치료에 방향을 잡기 어려운 경우, 타 장기에 전이된 경우는 어느 한 의사가 진료 방향을 일방적으로 결정하면 안 되기 때문에 다학제 진료를 하게 됩니다. 그 환자에게 가장 적합한 치료 방법을 찾는 것이 치료 성공과 직결되기 때문입니다.

40년 전만 하더라도 다학제 진료는 우리나라에서 생소한 개념이었습니다. 제가 의과대학 학생 시절에 전 연세대학교 총장이셨던 김병수 교수님께서 다학제 진료가 필요하다고 말씀하시던 강의를 듣기는 했습니다. 김병수 교수님은 미국 하버드 의대에서 다학제 진료라는 개념을 배워서 국내에서 처음 소개한 분이었습니다.

그러다가 20여 년 전 제가 교수로서 다학제 논의를 시작하게 되었습니다. 여러 분과의 의사들이 모여서 어려운 결정이 필요한 암 환자의 진료 방향을 함께 의논하는 다학제 논의를 병원 차원에서 비공식적으로 시작했고, 이후 연세암병원에서 다학제 진료실을 마련하고 진료를 시작했으며, 현재는 건강보험으로 제도화되어 운영되고 있으니 많이 발전했습니다.

암 환자를 치료하다 보면 교수들 사이에 치료 방향에 대한 의견이 엇갈릴 때가 있습니다. 예를 들면 항문암 환자 치료 방향을 두고 다학제 진료가 열린 적이 있었습니다. 원래는 화학 방사선 치료를 먼저 한 후에 수술하기로 의료진들 사이에 이야기가 되어 있었는데, 젊은 조교수들이 와서 다학제 진료를 하자고 요청했습니다.

그렇게 열린 다학제 진료에서 조교수들이 "선생님, 수술을 조금 연기하면 좋겠습니다. 왜냐하면 항문암 치료의 최근 경향을 보면 화학 방사선 치료를 먼저 하고 나서 예전처럼 8주 후에 수술하는 게 아니라, 6개월 기다리면서 지켜보다 보면 항문암이 없어지는 경우도 보고되고 있습니다"라며 수술 연기를 요청했습니다. 의견의 근거 연구 자료가 명확했기 때문에 제가 조교수들의 의견을 받아들였습니다. 저 자신이 최근 치료 결과에 대한 것과 경향에 대해 모르고 있었던 것입니다.

다학제 진료를 위해 여러 의사가 모이면 어느새 제가 가장 연장자일 때가 많습니다. **하지만 위계질서에 의한 논의는 다학제 진료에서 절대 있으면 안 됩니다.** 순수한 학문적인 토론이 이루어져야 하고, 젊은 조교수들이 근거 중심으로 자유롭게 의견을 개진할 수 있는 분위기를 마련해주어야 합니다. 다학제 진료가 성공하려면 환자를 위한 마음과 학문적인 논의가 이런 식으로 이루어져야 합니다.

1990년대만 해도 우리나라 대장암 환자의 5년 생존율은 50% 정도였는데, 2010년대 들어와서는 70%를 넘겼고, 2018년에는 드디어 세계 1위를 기록하는 엄청난 성과를 거두었습니다. 다학제 진료가 대장암 치료 성적을 높였다고 평가할 수 있을 것 같은데요.

예전에 대장암 4기로 진단받은 환자들은 1년 이내에 대부분 돌아가셨습니다. 그런데 지금은 4기 대장암 환자들도 오래 살 수 있습니다. 이를 가능하게 한 것은 다학제 진료와 표적치료제의 개발 때문입니다. **음식 맛도 요리사의 조리법 레시피에 따라 달라지는 것처럼, 다학제 진료도 암 환자 개별 맞춤형 치료 레시피를 찾으려는 방법입니다.** 다학제 진료에서 환자 병의 진행 정도, 나이, 건강 상태, 해당 암의 유전체 정보, 방사선치료 가능 여부, 수술 방법을 논의하면 가장 좋은 치료 레시피을 찾을 수 있고, 이 치료 레시피가 치료 성적과 직결됩니다. 다학제 진료가 활성화되면서 우리나라 4기 대장암의 치료 성적이 좋아졌습니다.

우리가 치료 가능한 4기 대장암을 두 단계로 나눕니다. 첫 번째 단계는 복막에만 전이된 경우입니다. 그러면 복막 전이된 암과 원발암인 대장암을 함께 제거하고, 복막 내에 온열 항암 약물치료를 합니다.

두 번째 단계는 대장이 아닌 다른 장기 하나에만 전이가 있는 경우입니다. 그러면 다학제 진료를 통해서 전이된 암도 가능하면 절제한 후 항암제 치료를 합니다. 최근에는 이런 경우라 하더라도 항암치료를 먼저 한 후 수술하기도 합니다.

그리고 다른 장기에 전이된 암이 다발성으로 흩어져 있거나, 크기가 아주 큰 경우는 치료가 쉽지 않습니다. 이런 경우 원발암인 대장암과 전이된 암을 동시에 절제하기 어려워서 암의 유전체 정보에 의해서 항암 약물치료를

2장 | 포스트 코로나, 한국인 사망원인 1위 암 치료의 혁신가는 누구인가?

먼저 합니다. 1차 항암치료를 보통 4번 한 후 다학제 진료에서 치료반응을 평가합니다. 다학제 진료 결과 수술이 가능하다는 의견이 모이면 대장에서 발생한 원발암과 타 장기로 전이된 전이암을 수술합니다. 이 단계 암 환자 중 30~40%가 수술로 전환 가능합니다. 이렇게 전환 수술하고 항암 치료하면 5년 생존율이 거의 50%까지 올라갑니다.

따라서 4기 대장암은 적극적인 치료가 더 필요합니다. 대장암은 해부학적 특성 때문에 다른 암과 달리 암 발생 초기에 혈관을 타고 간이나 폐로 전이되기 쉽습니다. 전이된 4기 대장암이라 하더라도 다학제 진료에서 계획을 잘 수립하고 치료하면 충분히 완치될 수 있습니다.

암 환자들의 경우, 병원 한 곳에서 암 진단을 받으면 다른 병원에 가서 2차 소견, 이른바 '세컨드 오피니언(Second Opinion)'을 받으려고 하는 경향이 있습니다. 그런 경우, 병원 간에 진료자료를 공유하지 않아 환자들은 매번 검사를 새로 받아야 합니다. 김남규 교수께서는 이런 부분에 대해 개선이 필요하다는 의견이시지요?

다학제 진료할 때 보면 암 환자와 보호자들이 A라는 타 병원에서 두꺼운 진료기록을 갖고 옵니다. A 병원에서 치료 결과에 만족하지 못하거나 소통이 잘 안 되어 답답해서 오시는 것입니다. 그분들은 그 진료기록을 들고 병원마다 옮겨 다닙니다. A라는 병원에 만족하지 못하니까 B 또는 C 병원으로 옮기는 것입니다. 암 환자가 병원을 옮겨 다니려면 얼마나 힘들겠어요.

비대면 다학제 진료시스템이 활성화되어야 합니다. 외국에서는 다학제 진료를 비대면으로 합니다. 우리나라는 약간 경계하는 것도 있고 해서 병원 간 비대면 진료가 원활치 않습니다. **하지만 비대면 다학제 진료시스템을 활성화하면 환자의 편의성이 올라갑니다.**

예를 들면 어느 암 환자가 A 병원에서 치료를 받다가 B 병원 어느 의사에게 다학제 진료를 요청하면, 비대면 화상을 통해 A 병원 의사와 B 병원 의사가 환자 정보를 서로 교환하면서 환자나 보호자가 다 들을 수 있게 진료하는 방식인 것입니다.

이러한 비대면 다학제 진료시스템이 활성화되기 위해서는 건강보험 급여 항목에 포함하는 정책적 배려가 필요합니다.

1990년대에만 해도 우리나라에 대장암 환자가 그리 많지 않았는데, 최근에는 대장암 환자 비율이 아주 높아졌습니다. 그리고 이 30년 동안 대장암 치료 방법에서 큰 혁신이 일어나기도 했습니다. 혁신을 일으킨 가장 중요한 요인이 '개복수술과 복강경 수술의 치료 효과가 같다'라는 점이라고 말씀하셨지요?

1993년에 제 은사님인 고(故) 민진식 교수님께서 저에게 대장암 수술을 세부 전공으로 정해주셨습니다. 그 당시에는 제자가 좋다 싫다 말할 수는 없었고, 은사님께서 정하시면 그대로 하는 분위기였기 때문에 제가 대장암 수술을 전공하게 되었습니다. 제가 2022년이면 정년입니다. 30년 넘게 한 외과 전문의 생활을 돌이켜 보면 이렇게 큰 변화를 겪은 게 실감이 나지 않습니다.

30년 전만 해도 대장암 환자 수는 일주일에 2~3건 정도 수술할 정도로 적었습니다. 당시 수술은 배를 열고 대장암을 절제하는 개복 수술이었습니다. 은사님이 수술할 때 조수들이 수술 부위를 보고 싶어 머리를 밀어 넣으면, 은사님이 수술 부위가 안 보인다고 머리를 들이받기도 했습니다. 그러면 아차 싶어서 물러섰던 게 기억에 남습니다.

지금은 복강경이나 로봇을 이용해 대장암을 수술하는 경우가 많습니다. 교수가 수술하는 장면을 전공의와 의대 학생이 큰 모니터로 볼 수 있으니까 정말 격세지감이 느껴집니다. 현재 우리나라 대장암 수술의 거의 80%가 복강경 수술로 이루어지고 있습니다. 2005년에는 우리 병원에서 처음으로 로봇을 대장암 수술에 도입했습니다.

복강경 수술은 개복수술과 치료 성적이 비슷하면서도 수술 후 회복이 빠르고 상처도 작게 남습니다. 2016년 기준으로 미국의 대장암 환자 복강경 수술 비율은 30% 정도였습니다. 그만큼 복강경 수술로 바꾸는 속도에서 우리나라가 굉장히 앞서 나갔습니다. 우리나라는 복강경 수술과 개복수술의 치료 효과가 같다는 것이 확인되자마자 복강경 수술을 빨리 확대했습니다.

로봇 수술도 우리나라가 아시아권에선 처음으로 도입했습니다. 하지만 대장암 수술에서 로봇 수술이 차지하는 비중은 10%도 되지 않습니다. 아직 로봇 수술이 우리나라 건강보험 급여항목에 포함되지 않아 환자 부담이 크기 때문입니다. 일본의 경우에는 2019년에 로봇 수술이 건강보험 급여항목에 포함되어 지금 빠르게 확산하고 있습니다. 미국도 로봇 수술과 복강경 수술의 환자 부담이 거의 비슷해져서 로봇 수술이 많이 이루어지고 있습니다.

국민건강보험 급여항목 포함 여부가 의료 신기술이 확산하는 과정에서 주요한 계기로 작용하는 것이군요?

의료 신기술이나 신약을 의사들이 아무리 도입하려고 해도 제도권으로 들어오지 않으면 환자 치료에 적용할 수 없습니다. 대장암 치료 세계 1위라는 결과가 나온 데는 정부의 역할이 컸습니다. 특히 건강보험 심사평가원에서 과감히 의료 신기술이나 신약을 심사해주고 급여화해주고, 재정상 어렵다고 판단하면 인정 비급여로 분류해주었기 때문에 우리나라 의료가 빠르게 발전할 수 있었습니다.

의료 신기술을 사용한 수술법이나 신약을 건강보험 급여에 포함하는 것은 사실 재정의 문제입니다. 의료행위나 의료수혜는 사회경제적 측면과 맞물려 있습니다. 과거에 건강보험이 도입되기 전에는 환자 개인의 재정 상태에 따라서 치료받을 수 있었지만, 지금은 우리나라 건강보험의 보장성이 확대되었기 때문에 기본적인 치료는 충분히 받을 수 있습니다. 하지만 의료 신기술이나 신약이 건강보험 재정 때문에 발목이 묶이면 의료 발전이 늦어지니까, 의료 신기술이나 신약을 적용하면 환자 본인이 부담해서 치료받게 하는 것도 하나의 방법이라고 생각합니다.

대장암 치료는 의료진이 환자에게 조금씩 더 다가가는 방향으로 발전해가고 있다는 생각이 듭니다. 수술 방법도 생존율 향상뿐만 아니라 환자 삶의 질까지 고려하는 방향으로 발전시키고 계시지요?

대장암의 치료원칙 측면에서 보면 환자 삶의 질을 고려해 절제를 하는 방향으로 발전해왔습니다. 근치적 절제인 경우, 암이 생긴 장을 절제하고 주변 림프절을 절제하게 됩니다. 그런데 암의 병기에 비해서 너무 과대하게 장이나 림프절을 절제하면 환자의 회복이 늦어지거나 합병증이 생기는 등 삶의 질에 영향을 줄 수 있습니다.

그래서 적정한 절제 범위의 표준화는 쉽지 않습니다. 그리고 대장암 중 결장에 생긴 암을 수술할 때 장을 지나치게 많이 절제하면 환자가 수술 후 배변하는 데 어려움을 겪게 됩니다. 또 대장암 중 항문 가까이 위치한 직장에 암이 생긴 경우는 절제할 암 주변에 괄약근이 존재하고 배뇨나 성 기능에 관련된 신경이 많이 발달해 있습니다.

**그래서 항상 대장암을 수술할 때는 삶의 질 유지와 완치라는 두 가지 목**

**표를 동시에 겨냥해서 적절한 수술의 표준화를 이루는 게 중요합니다.** 직장암 같은 경우는 결장암보다 수술하기 어려워서 제가 거의 20년 넘게 우리 병원에서 수술법 교육을 해왔고, 학회나 국외에서도 강의를 많이 했습니다.

직장암은 수술할 때 시야를 확보하기 어렵고 직장 주변에 중요한 장기가 밀접해 있어 신경 보존이 어려워서 합병증도 많고 재발률도 높습니다. 그래서 제가 주도하여 직장암 수술 표준화를 위해서 정확한 수술 방법과 주변 신경을 보존하는 수술 방법에 대한 컨센서스를 만들고 교육해왔습니다.

대장암은 조기에 발견하면 5년 생존율이 90%를 넘기 때문에 예방할 수 있는 암이라고도 알려져 있습니다. 그런데 우리나라 대장암 환자 중 약 60% 정도는 진행성 대장암 상태에서 발견되고 있습니다. 대장암 조기 검사를 활성화하면 대장암 사망률을 획기적으로 줄일 수 있는데, 안타까운 일입니다. 분변잠혈 검사나 대장내시경 검사에 대해 불편해하거나, 천공, 감염 등의 위험성이 있다며 꺼려서 조기 발견이 늦어지는 일도 있습니다.

김남규 교수께서는 기존 대장암 선별검사의 한계를 극복하기 위해 새로운 검사 도구를 개발하셨는데요. 외과 의사로서 대장암 조기 발견 도구 개발에 나서게 된 계기는 무엇이었습니까?

조금 창피한 이야기지만 우리나라 5대 암 국가검진사업에서 대장암의 검진율이 제일 낮습니다. 1999년도에 5대 암 국가검진사업이 시작되었고, 2019년 대장암 검진율을 보면 43%를 기록했습니다. 다른 암의 검진율을 보면 위암 60%, 간암 73%, 유방암 66%, 자궁경부암 59%입니다.

사실 5대 암 국가검진사업은 대다수 국민을 대상으로 가장 위해성이 적고, 비용이 적게 들면서 효과가 높은 검사를 하게 되어 있습니다. 그래서 현재 우리나라 대장암 검진 권고안에서는 45세~80세인 국민에게 1~2년에 한 번씩 분변잠혈 검사를 권하고 있습니다.

그런데 분변잠혈 검사는 대장암을 식별하는 민감도가 낮다는 한계가 있어서 양성이 나오면 꼭 대장내시경 검사를 받으셔야 합니다. 문제는 대장내시경 검사의 경우 천공과 감염의 위해성이 있다는 것입니다. 그래서 환자의 나이, 건강 상태, 선호도를 고려해서 권합니다. 대장암 검진율이 제일 낮은 건 대장내시경 검사를 준비하는 어려움도 작용하는 것입니다.

저는 주로 수술로 대장암을 치료하는 의사지만, 환자가 완화의료 호스피스 과정까지 가는 것을 보면서 대장암 조기 진단의 필요성을 더 느끼게 되었습니다. 그러던 중 우리 병원 종양내과 정현철 교수께서 '신데칸-2(SDC2)' 유전자를 공동 연구하자고 제안해서 그 연구에 참여하게 되었습니다.

'신데칸-2 (SDC2)'라는 후생 유전자 돌연변이는 환자한테 대장암이 있을 때 민감도가 90% 정도로 높습니다. 이 바이오마커[40] 검사에서 양성으로 나오면 대장암이 있을 확률이 거의 90% 정도라는 것을 임상 연구에서 밝혔고, 현재 한 체외 암 진단기업에서 시판하고 있습니다. 아직은 가격 문제 때문에 보급률이 높지는 않습니다.

의료의 산업화란 표현을 쓰잖아요. 예를 들면 특수한 진단키트나 기술을 개발했을 때 상품 가치가 생기면 수출할 수 있습니다. 중동 지역에 우리나라 병원 시스템이 통째로 수출된 것도 하나의 좋은 예입니다. 앞으로 의료산업적인 측면에서도 우리나라가 우수한 의료인력과 인프라를 가지고 얼마든지 해외시장을 개척할 수 있다고 생각합니다.

우리나라의 대장암 치료·연구 분야에서 향후 어떤 혁신이 필요하다고 생각하십니까? 또 개선이 필요한 부분은 무엇입니까?

우리나라에서 암 치료하는 교수들은 너무 바쁘고 지쳐 있습니다. 반면 미국 암센터의 의사들은 주중에 테니스도 치고 워라밸이 가능합니다. 우리는 상상하기 어려운 일입니다. 환자들이 너무 많잖아요. 그나마 의료진들을 쥐어짜서 겨우 이렇게 하고 있고, 더 밀어붙이고 싶지만 미안해서 말을 못 꺼낼 정도의 의료 환경이니까 미국과는 다릅니다.

미국의 대표적인 암센터인 뉴욕의 메모리얼 슬론케터링 암센터와 텍사스의 엠디앤더슨 암센터를 제가 몇 번 가보았는데, 미국 암센터는 환자를 제한해서 보기 때문에 수술 환자가 우리나라처럼 많지 않습니다. 대신 미국이 좋은 성과를 내는 이유는 프로토콜이 많습니다. 암 환자 치료에 적용하는 프로토콜을 많이 갖고 있어서 미국 암센터는 좋은 결과들이 많이 나옵니다. 우리가 그런 면에서는 지금도 많이 뒤져 있는 상황입니다.

수술기술이라는 측면에서는 한국이 뛰어나지만, 대장암 치료에서 중요한 돌파구가 되는 임상 연구 결과들은 미국에서 나오고 있습니다. 미국은 천천히 가지만 확고하게 간다는 생각에서 우리와 조금 다릅니다. 연구 면에서도 우리가 아직은 못 따라가고 있습니다.

연구비 규모나 인프라가 다르기 때문입니다. 진료 현장이 아닌 연구자들의 숫자나 능력이 우리나라와는 차이가 있습니다. 미국에서는 임상 현장의 의사들과 연구실의 전문 박사들이 함께 연구하니까 놀랄 만한 성과들이 많이 나오고, 그게 신약으로 연결되는 것입니다.

우리나라도 지금 미국처럼 움직이기 시작하는 것 같습니다. 그게 성공하면 의료 연구 선진국으로 도약하는 날이 오겠지요. 우리가 낙관도 하면 안 되고, 아직은 조금 더 열심히 해야 할 필요가 있습니다.

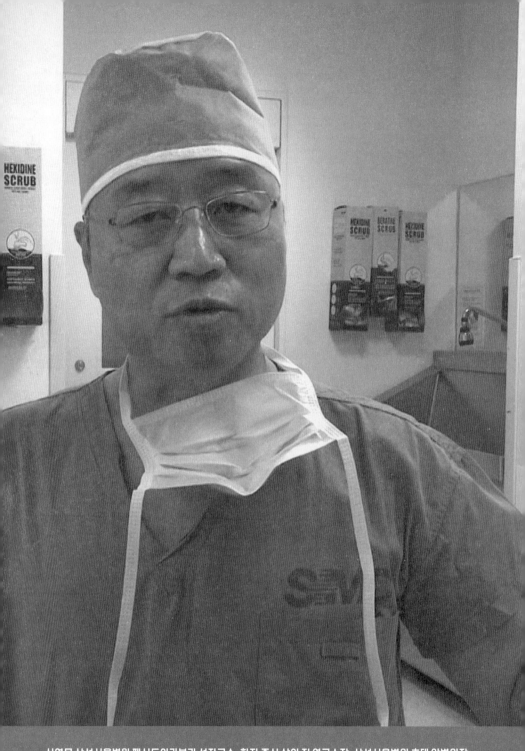

**심영목 삼성서울병원 폐식도외과분과 석좌교수, 환자 중심 삶의 질 연구소장, 삼성서울병원 초대 암병원장**

1954년생. 서울대학교 의과대학을 졸업하고 동 대학원에서 의학 석·박사 학위를 받았습니다. 원자력병원에 흉부외과를 처음 만들어 폐·식도암 수술 분야에서 독보적인 명성을 쌓았습니다. 삼성서울병원 초대 암병원장을 역임하면서 다학제 진료와 암교 육센터 등을 발전시켜 국내 병원의 암 치료 체계를 한 단계 향상했습니다.

# 최악의 조건에서
# 최첨단 암병원 시스템까지

**심영목** 전 삼성서울병원 암병원장

심영목 교수가 이끄는 폐암 수술팀은 세계 최고 수준의 5년 생존율을 기록하고 있습니다. 2016년에는 한 해 동안 1,200명이 넘는 폐암 환자를 수술했고, 2008~2016년 삼성서울병원 암센터 데이터를 분석한 결과, 폐암 5년 생존율이 48.3%에 달했습니다.

그런데 심영목 교수는 수술만큼이나 연구와 데이터를 중시하는 것으로도 유명합니다. 2008년에 삼성서울병원 초대 암센터장을 맡은 심영목 교수는 의료진들을 대상으로 연구 방법론 프로그램 교육을 시작했습니다. 논문의 기초자료로 삼기 위해 환자 사례들을 분석·분류하는 작업부터 가르치기 시작한 것입니다.

좋은 논문을 쓰기 위해서는 정확한 데이터가 있어야 한다는 심영목 교수의 지론 때문이었습니다. 당시 우리나라의 의료진들은 연구 방법론에 익숙지 않아 좋은 자료를 가지고도 제대로 된 논문을 쓰지 못하는 경우가 많았습니다.

심영목 교수는 그저 암 치료에만 매달리는 것만으로는 장기적으로 외국과 경쟁할 수 없다고 판단했습니다. 새로운 치료법을 만들기 위한 연구가 필요하고, 인적 자원에 대한 투자를 늘려야 한다고 생각했습니다. 우리나라의

암 치료를 세계 수준으로 올리는 것에만 만족할 게 아니라, 교육·연구 분야
도 세계적 수준으로 끌어올리겠다는 목표를 세운 것입니다.

# interview

임상 치료 분야만 중시하지 않고 의료 연구도 세계적 수준으로 올리겠다고 결심하신 계기는 무엇입니까?

제가 예전에 미국 엠디앤더슨 암센터에도 6~7개월 있었고, 메모리얼 슬론케터링 암센터에도 한 달 가서 보았습니다. 두 암센터가 미국 폐암 치료의 양대 산맥입니다. 메모리얼 슬론케터링 암센터는 수술로 강한 데고, 엠디앤더슨 암센터는 항암제를 쓰는 종양내과가 강한 데입니다. 그런데 수술성적을 보면 이 두 암센터가 우리 병원보다 못합니다.

그러면 일반인이 이렇게 질문할 수가 있습니다. "폐암, 식도암 치료에 관해서는 우리나라가 세계 최고인가요?", 저는 "아닙니다"라고 대답합니다. 우리 병원은 환자를 진료하는 데는 그 두 암센터보다 더 잘합니다. 그런데 진료가 이루어지려면 그 밑바탕은 연구입니다. 연구를 통해 새로운 치료 방법을 만들어낼 수 있고, 연구를 통해 좋은 결과를 만들 수 있습니다. 연구에서는 우리나라가 미국보다 많이 뒤처집니다.

연구는 언제든지 돈입니다. 미국 암센터들이 연구에 쓰는 돈의 규모를 보면 엄청납니다. 신약 같은 경우 제약회사들이 미국 암센터에 펀드를 제공해서 연구하는 경우가 많은데, 투자 단위가 우리나라와는 비교가 안 됩니다.

1,000억 원 단위로 나가기 때문입니다.

예전에 제가 삼성서울병원 초대 암센터장을 맡고 있을 때, 플로리다에 있는 미국 5대 암센터 중의 하나에서 협업하자는 제안을 받았습니다. 미국 플로리다 암센터에서는 연구를 위해 암 환자 데이터가 상당히 필요했는데, 목표의 반도 채우지 못했던 것입니다. 그래서 우리 암센터가 가지고 있는 환자 데이터가 탐났던 것입니다. 결국 몇 가지 문제가 있어서 협업하지 못하기는 했는데, 당시 플로리다 암센터에서 하던 그 연구 하나에 들어가는 펀드가 1,000억 원이 넘었습니다. 삼성서울병원 전체가 쓰는 연구비가 1년에 400~500억 원 정도입니다. 삼성서울병원은 자체 펀드도 가지고 있어서 국내에서는 연구 예산이 많은 편인데도 그 정도 차이가 나는 것입니다.

제약회사만 봐도 그렇잖아요. 제약회사 하나에서 세계적인 약 하나가 개발되면 매출이 어마어마한데 우리나라 제약회사 연구비는 미국에 비해서는 지나치게 작습니다. 세계적인 신약을 만들어내려면 상당한 연구비를 투자해야 합니다. 우리나라는 아직은 연구비에 그렇게 투자하지 못하기 때문에 복제 약을 만드는 것입니다. 셀트리온과 삼성바이오로직스가 바이오의약품 복제약인 바이오시밀러는 잘 만들 수 있습니다. 하지만 바이오의약품 복제약이 아니라 바이오 신약 자체를 만들어야 사실은 최고의 제약사가 되는 것입니다.

의료 쪽도 마찬가지입니다. 아직은 우리나라가 최고의 의료 연구 시스템을 가지고 있는 건 아닙니다. 연구 분야까지 최고 수준으로 올라가야 합니다.

의료 연구 분야에서 최고 수준까지 올라가려면 앞으로 상당한 재정투자가 이루어져야겠군요. 그런데 우리나라 의료의 혁신을 위해서 충분한 재정투자뿐만 아니라 의료 데이터도 중요하다고 강조하셨습니다. 오래전부터 데이터를 강조하셨던 이유는 무엇입니까?

**요새는 의학의 패러다임이 근거 중심의 의학으로 바뀌었잖아요. 근거가 만들어지려면 데이터가 있어야 합니다.**

제가 전공의 때 고생한 것 때문에 수술 환자들의 데이터를 초기부터 만들기 시작했습니다. 제가 서울대병원 전공의 때 제 스승님이 석사 논문을 쓰라고 주제를 하나 주셨습니다. 그런데 그 주제와 관련된 400여 명 심장판막 이식환자들의 데이터를 정리하는 데 3년이 걸렸습니다. 그게 제 선배가 2년 동안 하다 하다 결론을 못 내고 나간 걸 제가 추가로 1년 더 정리한 것입니다.

왜 그럴 수밖에 없냐면 예전에는 심장판막 이식을 하면 진료기록이 두꺼웠어요. 400여 명 환자의 진료기록을 모으면 방으로 하나 가득 찹니다. 그걸 자세히 분류해서 정리했습니다. 그런데 환자들이 외래에 진료받으러 오면, 사원들이 환자 진료기록을 가져가요. 분류하고 정리하는 과정에서 환자 진료기록이 없어지면, 진료 끝날 때까지 기다려야 했습니다. 그러니까 제 선배가 2년 동안 해도 데이터를 정리하지 못했던 것이고, 그다음에 제가 그걸 맡아서 1년 동안 데이터를 정리해 간신히 석사 논문을 쓴 것입니다. 환자 400여 명의 진료기록 분량을 데이터 정리하는 데 요새 같으면 2~3일도 안 걸릴 것입니다.

제가 서울대병원 전공의를 마치고 원자력병원에 흉부외과를 처음 만들면서 컴퓨터 데이터베이스 프로그램을 배웠습니다. 당시 여건으로는 제가 혼자서 모든 걸 해야 하는 상황이었고, 저와 함께 일하는 사람은 인턴 의사 1명밖에 없었기 때문입니다. 수술하고 환자 진료하는 것 외에 입원 기록, 수술 기록, 퇴원 요약을 쓰는 것을 간단히 할 방법을 찾아보았더니, 컴퓨터 데이터베이스 프로그램이라는 게 있었습니다.

저는 컴퓨터도 잘 몰랐었는데, 그 당시 8bit 컴퓨터를 사용했습니다. 8bit가 어떤 건지 아마 상상도 안 갈 것입니다. 모니터는 그린 모니터였는데, 그걸 한참 보다가 세상을 보면 세상이 빨갛게 보여요. 보색이 되어서 다른 사물이 빨갛게 보이는 것입니다. 컴퓨터에 자료 입력하고 '그려라'라고 명령어를 치면 그래프 줄 하나 긋는데, 30분 걸렸습니다. 윈도우도 아니고 도스를 쓰던 시절이었지만, 데이터베이스란 프로그램이 있다는 이야기를 듣고 '아, 그걸 쓰면 될 것 같다'라고 생각했습니다. 그래서 제가 원자력병원에 7년 동안 있으면서 입원 기록, 수술 기록, 퇴원 요약 등 모든 환자의 데이터를 처음부터 끝까지 다 집어넣어서 하나의 데이터베이스로 뽑아냈습니다.

원자력병원에서 삼성서울병원으로 옮길 때도 데이터 매니저가 필요하다는 단 한 가지 조건만 요구했습니다. 그렇게 데이터 매니저의 도움을 받아서 모든 수술 환자의 데이터를 입력했고, 그 데이터가 지금까지 있습니다. 그리고 그 데이터를 폐암 팀의 모든 의사와 공유했습니다. 저희 폐암 팀에서 쓴 논문이 2,500개에 달하고, 그중 상당수 논문이 제가 만든 이 환자 데이터베이스를 이용한 것입니다.

저희 폐암 팀은 현재 삼성서울병원장인 호흡기내과 권오정 선생, 의무부총장을 역임했던 영상의학과 이경수 선생, 현재 대한폐암학회 회장인 방사선종양학과 안용찬 선생, 혈액종양내과 박근칠 선생과 안명주 선생 등 내로라하는 의사들이 다 모인 막강한 팀이었습니다. 저희 폐암 팀이 강하게 된 것은 환자 치료뿐 아니라 환자 데이터에 기초한 연구가 다 합쳐져서 이루어진 결과입니다.

폐암은 다른 암에 비해 5년 생존율이 매우 낮은 위험한 암인데요. 하지만 우리나라 폐암 환자들의 생존율은 계속해서 높아지고 있습니다. 어떤 과정을 거쳐서 현재의 수준에 이르게 되었습니까?

우리나라가 40여 년 전에는 의료의 초창기였기 때문에 모든 게 다 미숙했습니다. 제가 레지던트 전공의 할 때는 제대로 하는 수술을 볼 수 있는 기회가 거의 없었습니다. 그리고 당시에 의료보험이 도입되면서 흉부외과 의사들이 전부 심장 수술 쪽으로 옮겨갔기 때문에 폐암이나 식도암 수술은 완전히 찬밥 신세였습니다.

제가 전공의를 마치고 원자력병원에 가서 흉부외과를 만들었는데, 원자력병원은 암 환자를 치료하는 병원이니까 심장 수술은 할 수가 없었습니다. 사실 폐암과 식도암을 수술하겠다고 원자력병원을 간 것입니다. 그런데 폐암 진단기술이 현재보다 너무나 후진적인 상태였습니다. CT 영상의 질이 떨어져서 정확하게 암을 파악하고 수술에 들어가기가 우선 힘들었고, 수술 방법에 대한 지식도 부족했습니다.

사실 환자를 수술할 때 그 환자를 정확하게 진단하고, 그 질환에 대해서 지식을 많이 가지고 있는 게 제일 중요한 것입니다. 수술장에서 벌어지는 일은 극히 일부에 해당하고 수술 전에 많은 것이 결정되는 건데, 제일 중요한 부분이 예전에는 부족했었습니다. 그러니까 수술장에서 의료진이 어디까지 뭘 할 수 있는지 사전에 알 수가 없었습니다.

그래서 고민을 많이 했었습니다. 외과 의사가 가장 하기 싫어하는 것 중의 하나가 수술장에 들어가서 가슴을 열었는데, 아무것도 하지 못하고 닫고 나오는 것이기 때문입니다. 그래서 수술장에 들어가기 전에는 최선의 검사를 다해보고, 일단 결정을 내리고 들어가면 수술을 끝까지 해보자고 생각했습니다. 아직은 모르는 미지의 세계니까요.

예를 들면 폐암 자체가 심장 쪽으로 어느 정도 침범해 들어갔을 때, 예전에는 정확한 치료 가능성을 알기 힘들었습니다. 그래도 수술을 시도했습니다. '만약에 내가 암을 못 떼면 환자는 금방 돌아가신다. 그러니까 위험을 무룹쓰고 들어가서 '최대한 해보자'라고 시작해서 내가 할 수 있는 끝을 알게 되었습니다. 다행히 수술장에서 잘못된 환자분은 없어서 많은 것을 알 수 있게 되었습니다.

지금은 우리가 수술 전에 환자 상태를 정확하게 알고 수술에 들어갑니다. 림프절에 대한 데이터도 미리 검사해서 확인할 수 있고, 필요하면 미리 항암치료와 방사선치료도 하고 가서 수술합니다. 수술법도 예전보다 훨씬 발전했기 때문에 요즘 환자들은 그런 면에서는 행복한 편입니다.

40여 년 전 진단 장비도 아직 발달하지 않아서 수술 결과를 예측하기 어려웠던 시절부터 폐암 환자 수술에 도전해오셨는데요. 세계를 선도하는 미국 암센터의 폐암 치료 성적을 능가하는 성과를 내실 수 있었던 가장 큰 요인은 무엇이라고 생각하십니까?

제가 폐암 수술을 하던 초창기에는 환자가 회복될 수 있다는 확신이 없었습니다. 왜냐하면 늘 새로운 수술을 했기 때문입니다. 수술을 자꾸 하면서 환자가 회복할 것이란 확신이 생겼습니다. 도전해보니까 치료 성적이 좋아졌습니다. 미국의 엠디앤더슨 암센터는 캔서(Cancer), 즉 암에 붉은 줄을 쫙 그어놨잖아요. 암을 없애겠다는 의미입니다. 우리는 외과 의사로서 칼을 쓰는 수술로써 암을 없애겠다는 목표를 세워서 나간 것입니다.

물론 외과 외에 다른 분과의 도움이 많이 필요하고 서로 협업해야 합니다. 그렇게 하다 보니까 좋은 결과를 만들었습니다. 지금까지 우리 병원에서 폐암의 근치적 절제술 1만 7,000건 정도 했습니다. 몇 년 전에 제가 그중 1만 건을 분석해서 통계를 냈어요. 후학들이 그 통계를 기초로 해서 연구도 하고 논문을 쓸 수 있게끔 한 것인데요. 요새도 매년 1,500건 정도 근치적 절제술을 하고 있으니까 제가 은퇴하기 전까지 아마 2만 건이 넘겠다고 생각합니다.

THE UNIVERSITY OF TEXAS
**MD Anderson**
~~Cancer~~ Center

Making Cancer History®

삼성서울병원에서 수술한 폐암 환자의 5년 생존율이 72%입니다. 이게 항암 방사선치료를 미리 하지 않고 그냥 처음부터 수술한 환자들의 생존율이라서 굉장히 좋은 치료 성적입니다. 미국 국가 데이터를 보면 5년 생존율이 17% 정도이고, 일본은 32% 정도 됩니다. 그런데 우리 병원 치료 성적이 훨씬 더 좋습니다. 이런 결과들이 많이 모여지면 우리나라 전체 폐암 생존율도 많이 올라갈 것입니다.

폐암을 조기 발견해 수술받은 환자들의 비율이 올라가면 올라갈수록 생존율도 올라갑니다. 일본의 생존율이 높다는 것은 폐암 조기 진단이 많다는 의미이고, 우리나라도 거의 비슷합니다. 그래서 폐암 치료 쪽에서도 우리나라가 이제 전 세계에서 상위에 들어가리라 생각합니다.

폐암을 조기에 발견하기 위해서는 일반 흉부 사진(X-ray)만으로는 어렵습니다. 그러면 국민 건강검진에서 흉부 CT를 찍으면 어떠냐는 주장이 있는데, 당연히 도움이 됩니다. 미국 연구를 보면 방사선량을 기존의 6분의 1로 줄인 저선량 흉부 폐 CT 선별검사가 폐암 고위험 환자들의 생존율에 큰 도움을 줄 수 있다는 결과가 나왔습니다. 그래서 우리나라도 저선량 흉부 폐 CT 검사를 고위험군에 대해서는 국가검진사업에 넣었습니다. 일찍 발견하면 폐암도 그렇게 무서운 병이 아닙니다. 우리나라에서 폐암으로 진단받고 수술받을 수 있는 사람의 비중은 아직도 30% 미만입니다. 그런데 수술받을 수 있는 사람의 비중이 조금 더 올라가면 생존율도 평균적으로 좋아질 것입니다.

심영목 교수께서는 삼성서울병원 개원 이래, 65세 정년퇴임 이후에도 수술을 계속하는 최초의 교수이신데요. 폐암·식도암 수술의 국내 최고 외과 의사로서, 혁신을 멈추지 않았던 전 암병원장으로서 앞으로 풀고 싶은 과제는 무엇입니까?

폐암 환자 100명을 수술하면 사망 환자가 1~2명 정도는 나옵니다. 그때 의사가 스트레스를 받고 어려워지는 경우가 생길 수 있는데, 그 스트레스를 감내할 수 있는가가 외과 의사의 수명일 것이라고 저는 생각합니다. 예전에는 나이가 일흔 될 때까지 폐암 수술하는 사람은 없었습니다. 제가 일흔 가까운 나이에 여전히 수술하고 있지만, 저도 몇 년 안에 어려움을 겪고 그만둘 생각을 할 수 있겠지요.

**그런데 폐암은 제자들을 많이 길러놔서 괜찮은데 식도암이 문제입니다.** 어떤 식도암 수술은 10년에 한 명한테만 생기기도 해서 교육하기가 너무 힘듭니다. 또 식도암을 수술하기 위해서는 위, 소장, 대장을 다 알아야 하는데, 환자 수는 많지 않으니까 교육하기가 어렵습니다.

그래서 제자들이 식도암 수술법을 책으로 내는 게 어떻겠냐 해서, 출판 준비도 하고 교육용 영상 제작도 생각하고 있습니다. 사실 코로나19 대유행이 없었으면 2020년에 벌써 제작했을 것입니다. 작년에 우리가 심포지엄을 하면서 토론한 것을 잘 추려서 수술할 때 생중계 하면서 동영상 찍으려고 했습니다. 코로나19가 어느 정도 잡히고, 내년쯤 제가 은퇴하기 전에 제작할 수 있겠지요.

심영목 교수의 폐암 팀에서 수술한 환자들을 서울대병원 윤영호 교수팀이 추적 관찰 연구를 했고, 2016년에 '삶의 질이 떨어질수록 사망 위험도 크다'라는 연구 결과가 발표되었습니다.

심영목 교수께서는 암센터장을 하실 때부터 암 환자 삶의 질에 관심을 기울이셨고, 국내 최초로 '환자 중심 삶의 질 연구소'를 만드셨는데요. 이 연구소에서는 주로 어떤 연구를 하고 계십니까?

삼성서울병원이 1994년에 세워질 때 모토가 '이제는 병원에서 제일 중요한 사람은 의사가 아니고 환자'라는 것이었습니다. 갑을이 바뀌는 것이잖아요. 그게 굉장히 중요한 것이었습니다. 우리가 환자를 치료하는 데 있어서 이게 환자한테 도움이 되는 방법이냐 아니냐를 가장 중요한 것으로 생각하고 모든 걸 바꿔나갔습니다.

의료진이 암을 제거했는데, 환자가 자살하는 경우가 있습니다. 암은 나았는데 너무나 심한 통증이 생겨서 자살하는 경우가 실제로 있습니다. **그래서 제가 암병원장을 할 때 암 자체만 치료하는 급성 치료뿐만 아니라 암에 의해서 생기는 모든 문제를 같이 치료해야겠다고 해서 우리나라에서 처음으로 암 교육센터를 만들었습니다.**

사실 여기서 하는 일은 환자 돌봄(patient care)입니다. 환자 돌봄이란 건강한 사람이 암으로 진단받았을 때 절망의 나락으로 빠지지 않도록 암 경험자나 임상심리학자와 상담할 수 있게 하는 서비스입니다. 심지어는 암 환자의 자식들도 큰 충격을 받기 때문에 그들도 돌봐야 합니다. 또 암 진단 후 발생하는 경제적인 문제도 도움을 줄 수 있는지 찾아봐야 합니다.

그리고 암 자체보다도 파생적인 증상들이 있습니다. 암 환자 중에 잠을 못 자거나, 통증이 심하거나, 영양 문제가 생기는 경우가 많습니다. 암 교육센터에서 이런 부분들을 상담해서 해결하고 있습니다.

문제는 이런 암 교육센터 같은 것들이 병원에서는 전부 적자를 유발하는 요소입니다. 그 문제를 해결하기 위해 제가 노력하다가, 결국은 시작해놓고 얼마 안 되어 그만두고 나오게 되었습니다. 앞으로 환자 돌봄이 더 발달하면 우리나라 암 환자들이 암에 걸리더라도 좀 덜 고생하고 살아갈 수 있지 않겠는가 하고 생각합니다.

제가 현재 '환자 중심 삶의 질 연구소' 소장을 맡고 있잖아요. '환자 중심 삶의 질 연구소'는 삶의 질을 개선하자는 것보다도, 어떤 암이 있을 때 환자들이 실제적으로는 어떤 문제들에 봉착하느냐를 설문 조사해서 기초자료를 만들어내고 있습니다. 연구에 의한 결과를 논문 발표하고 기본적인 증거들이 있어야 정책결정권자들을 움직일 수 있기 때문입니다.

그래서 '환자 중심 삶의 질 연구소'를 우리나라에서도 처음 만들어서 시작했는데, 연구라는 건 기본적으로 돈입니다. 돈만 들어가는 것이기 때문에 제가 한 것을 보면 돈벌이가 안 되는 걸 많이 한 것 같습니다. 하지만 어차피 암 환자가 많아서 우리가 열심히 치료하다 보면 병원에도 도움이 되긴 될 것입니다. 제가 외과수술을 그만두게 되더라도 '환자 중심 삶의 질 연구소'와 암 교육센터에서 하는 역할은 얼마든지 할 수 있습니다. 그래서 환자 돌봄은 기회가 되고 할 수만 있으면 계속하려고 생각하고 있습니다.

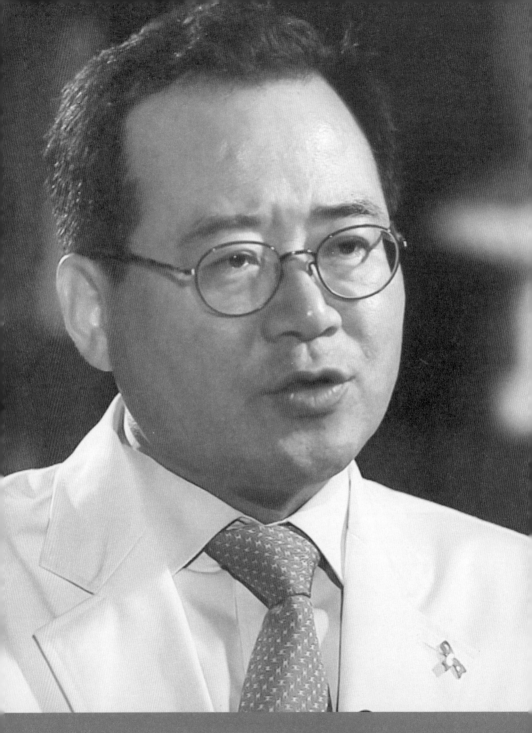

**노동영 강남차병원 병원장, 전 서울대병원 암병원장**

1956년생. 서울대학교 의과대학을 졸업하고 동 대학원에서 생화학 석·박사 학위를 받았습니다. 서울대병원 암병원장을 역임
하면서 유방암의 조기진단 및 치료를 위한 바이오마커를 발굴했으며, 유방암 수술방법인 '감시 림프절 생검술'의 장기적 안전성
을 세계 최초로 입증했습니다. 또한 2000년부터 '핑크 리본 캠페인'을 국내에 도입해 유방암에 대한 인식을 향상하고 유방암 조
기 검진 활성화에 기여했습니다.

# 최선의 암 치료는
# 암 예방이다

노동영 전 서울대병원 암병원장

우리나라 유방암 환자의 수술 후 5년 생존율은 91.2%로 다른 암에 비해 상당히 높은 편입니다. 그래서 유방암은 다른 암과 달리 10년 생존율을 보는데, 우리나라 유방암 환자는 10년 생존율도 84.8%에 달합니다.

60대에 주로 유방암이 발생하는 서구와 달리, 우리나라에서는 40~50대에게 유방암이 가장 많이 발생하는데, 이는 유방암 치료 후 암 생존자로서 살아가야 하는 기간이 길다는 뜻입니다. 이처럼 유방암 발병률과 생존율이 함께 증가함에 따라, 유방암 생존자의 건강관리와 삶의 질 향상에 관심을 기울여야 할 필요성이 제기되고 있습니다.

전 서울대병원 암병원장 노동영 교수는 2000년에 한국유방건강재단을 설립해 유방암 관련 대국민 홍보와 계몽사업, 저소득층 수술·치료비 지원, 예방 검진사업 등 유방암 생존자를 중심으로 삶의 질을 향상하기 위해 노력해왔습니다.

미국에서 시작된 유방암 예방 캠페인인 '핑크 리본 캠페인'을 국내에 도입해 유방암 조기 발견과 예방에 대한 대중들의 인식을 높이기도 했습니다. 노동영 교수가 단순히 유방암 수술을 담당하는 외과 의사에 머무르지 않고, 암 조기 발견과 예방을 위한 대중 건강 운동에 나설 수밖에 없었던 이유는 무엇이었을까요.

# interview

유방암 예방을 위한 '핑크 리본 캠페인'은 어떻게 도입하게 되셨습니까?

핑크 리본 캠페인은 유방암 예방과 조기 검진을 위한 대표적인 캠페인입니다. 미국에서는 유방암이 여성의 1위 사망원인으로 발표되자 정치적으로 이슈화하면서 주로 화장품 회사들이 여성 소비자들로부터 번 이익을 여성들에게 환원한다는 차원에서 유방암 예방과 조기 검진 캠페인을 펼쳤습니다.

우리나라도 2000년대 들어서면서 유방암 환자들이 서서히 증가하기 시작했습니다. 그래서 유방암 예방과 조기 검진 캠페인을 시작해야겠다고 생각했습니다. 당시만 해도 우리나라 여성들은 굉장히 수치심이 강하고, 특히 유방에 어떤 병이 생겼다는 것은 알리는 사람은 거의 없어서 유방암 검진을 받는 경우도 많지 않았습니다. 그래서 핑크 리본 캠페인을 국내에 도입하고 관련된 화장품 회사들의 도움도 적극적으로 받게 된 것입니다.

핑크 리본 캠페인은 한 해도 거르지 않고 20여 년을 꾸준히 해왔습니다. 처음에는 한국유방건강재단에서 유방암 초음파를 지원했습니다. 그 후에 국가에서 유방암 검진사업을 시작했기 때문에 기존 초음파 지원 예산은 치료비 지원으로 전환되었습니다. 유방암 예방과 조기 검진을 위한 노력 덕분에 우리나라의 유방암 조기 검진율이 올라갔다고 생각합니다.

노동영 교수께서는 2000년에 유방암 환우회도 직접 만드시고, 자주 참여하게 계시지요. 전국 23개 조직을 가진 대규모 환우회 단체인데요.

유방암 환우들이 모여 노래 교실이나 요가 교실을 만들어 동병상련의 감정을 나누고, 핑크 리본 마라톤에도 참석해 유방암 예방을 위한 사회 홍보활동을 하고, 심지어는 환우회 차원에서 해외 학회까지 참석해 다른 나라의 환우회와 교류했던 20년의 역사는 특별하다는 생각이 듭니다. 노동영 교수께서 20년 전 유방암 환우회를 만드신 이유는 무엇이었습니까?

2000년 유방암 환자들의 모임을 직접 만들게 된 가장 큰 이유는 환자들과 의사들이 서로 소통하기 어렵기 때문이었습니다. 대형병원에서는 1분 진료라고 그러잖아요. 유방암 환자들이 가장 괴로워하는 게 궁금한 걸 물어볼 데도 없고, 물어봐야 제대로 된 대답도 잘 못 듣는다는 것이었습니다. 그런 환경은 지금까지도 개선되었다고 보기는 힘들지만, 그 당시에는 더 심했습니다.

특히 여성이 암 진단을 받으면 충격과 좌절로 헤매고 암에 걸리면 대부분 죽는다는 생각에 빠지는 경우가 많았습니다. 암에 대한 무지 때문입니다. 그래서 유방암 환자들을 모아서 서로 자조하는 모임을 만들었습니다.

저는 유방암 환우회 행사나 강좌에 한 번도 빠진 적이 없습니다. 유방암 환우들과 정기적인 강좌도 하고, 함께 워크숍도 하고, 여행도 가고, 나중에는 해외 등산도 했습니다. 유방암 환우회 모임에 나가면 매우 즐거워요. 환우들은 저보고 교주라고 그래요. 저는 교주라는 말을 썩 좋아하지 않지만, 제가 환우회를 지원하고, 환우들과 서로 교감하는 것은 의사로서는 상당히 축복받은 일입니다. 제가 한 명의 의사로서 성장하는 데 환우회가 큰 도움을 주었습니다.

일본에서도 유방암 예방과 조기 검진 캠페인을 많이 해요. 해마다 10월이 되면 도쿄 타워를 핑크빛으로 물들이고 참가자들이 분홍색 옷을 입고 뛴

다든지 하는 행사를 많이 하는데, 제가 일본 아사히신문이 주최하는 유방암 특강을 도쿄 아사히 홀에서 했습니다.

서울대병원 유방암 환우회도 함께 한 특강에서 제가 일본인 참석자들에게 우리 환자들과 어울려 워크숍을 하고, 등산 간 사진을 보여주었더니, 일본 유방암 환우들이 "왜 일본에는 저런 의사가 없느냐"고 해서 그 자리에 참석한 일본 의사들이 상당히 민망스러워했습니다. 세계적으로도 유방암 환우회를 직접 이끌고, 암 환우들과 이렇게 가까이 스킨십을 하며 지지하는 경우는 그렇게 흔하지 않은 것 같습니다.

환우들과 가족처럼 가깝게 지내다가 치료 결과가 좋지 않게 나오면 노동영 교수께서도 힘드실 것 같습니다.

치료 결과가 좋지 않게 나오는 경우가 있습니다. 그런데 그 환자가 저를 위로하기도 해요. "선생님 저 괜찮아요"라는데, 사실은 마음이 아프지요. 그런 분들이 어떨 때는 생각나요. 생각도 나고 하지만, 또 우리가 사는 과정 중 하나입니다.

"저도 언젠가는 죽어요. 그리고 언제 죽을지도 몰라요"라고 약간 위안하지만, 사실 그것은 말로 해결할 수 있는 문제는 아니지요. 그러나 '의사가 최선을 다하고 있다' 그리고 '당신은 지금 그것을 함께 이겨나가고 있다', 이런 것을 심어주는 것입니다. 거기에서 더 할 일은 사실 없습니다.

유방암은 다른 암보다 생존율이 매우 높은 편이기 때문에 수술치료 이후 재발을 걱정하는 환자들도 많습니다. 노동영 교수께서는 자신이 치료한 환자뿐만 아니라, 다른 병원에서 진료를 받는 환자들이 인터넷 게시판에 올리는 질문에도 답변해주시는 것으로 유명하신데요. 이렇게 오랫동안 유방암 환자들의 질문에 일일이 대답하실 수 있었던 원동력은 무엇이었습니까?

유방암 환우회 인터넷 홈페이지[41]에 보면 제가 유방암 환자들의 질문에 대답하는 게시판이 있습니다. 제가 지금도 매일 전 세계에서 보내는 질문에 답을 쓰고 있는데, 20년 동안 질문에 대답한 게 5만 건 정도 됩니다. 그 게시판을 보면 돼지 저금통 이상으로 뿌듯하기도 하고, 질문에 대한 대답 속에는 학술적으로도 가치가 굉장히 높은 내용이 많습니다. 그런 부분이 유방암 환우회를 만든 이유이자 보람이라고 생각합니다.

인터넷 게시판에 쓴 질문에 대답한다는 게 사실은 누구나 귀찮게 생각할 수 있습니다. 초기에는 뻔한 질문들이 많아서 저도 그랬습니다. 그래서 심지어는 어떤 분들이 "노동영 교수가 직접 쓰는 답변이냐" 묻기도 했습니다. 환자들 질문에 대한 제 답변을 보면 의사가 직접 썼다는 느낌이 확 날 정도로 짧게 답한다든지 재미있게 위트로 푼다든지 하는 것들이 많습니다.

지금도 저는 매일 아침에 일어나서 처음 하는 일이 양치질 다음으로 유방암 환우회 게시판에 올라온 환자들 질문에 답변을 다는 것입니다. 어떤 때 답변을 달지 못하는 경우가 생기면 마음이 개운하지 않습니다. 그것이 하나의 버릇이 된 것입니다. 또 나이가 많이 들어가니까 그 환자들이 저의 대화 상대가 됩니다. 그러니까 서로 위안을 주는 것입니다.

그리고 요새는 미국에 사는 한국 분들이 유방암 환우회 인터넷 게시판에 질문을 많이 올립니다. 미국 의료는 매우 비싸고 불편해서 유방암 치료와 관련된 질문을 저한테 하시는 것입니다. 환자를 대면하지 않고 인터넷으로 올라오는 질문이라 늘 조심스럽게 답변을 드립니다. 그래서 위트로 풀어서 답변할 때도 많고, "이 문제는 당신 주치의한테 물어봐라"라고 하기도 합니다.

외과 의사로서 수술 성과를 올리는 데에만 관심을 가지신 게 아니라 유방암 환자와의 소통도 활발하게 하고 계시는데요. 우리나라 의료 문화에서는 조금 독특한 접근인 것 같습니다.

**환자와 의사의 소통은 의사가 환자를 진료하는 데 있어서 굉장히 중요합니다.** 어떻게 보면 의학 지식보다 더 중요하다고 볼 수 있습니다. 그런데 환자와의 소통이 지금 소홀히 되고 있습니다. 우리 병원 진료실에 가면 컴퓨터 모니터 4대가 의사와 환자를 갈라놓는 장벽이 되고 있어서 저는 컴퓨터를 옆으로 치우고 환자를 진료합니다.

요즘 젊은 세대 의사들은 컴퓨터에 떠 있는 데이터만 보고 환자를 흘긋 보는 정도인 경우가 많은데, 저는 바람직하지 않다고 봅니다. 의사들이 환자를 대하는 태도도 어떻게 보면 굉장히 사무적이라고 볼 수도 있습니다. 제가 정년퇴임을 맞아 병원신문에서 인터뷰할 때 후배 의사들에게 남기고 싶은 말을 해달라는 질문을 받았습니다. 그래서 저는 곰곰이 생각하다가 "저같이 따뜻하고 환자들의 질문에 잘 답해주는 의사가 많이 생겼으면 좋겠습니다"라고 답했습니다.

환자들의 질문에 잘 대답해주는 것은 실제로 매우 중요합니다. 유방암 환우회 인터넷 게시판에 올라온 질문에 제가 오랜 기간 답할 수 있었던 것은 의미 있거나 중요한 일이었기 때문이기도 합니다. 하지만 그런 이유보다는, 유방암 환우들의 질문에 대답해주는 것이 매우 귀찮고 힘든 일이었지만 답변 쓰는 일을 일상처럼 습관처럼 했기 때문에 별로 힘들지 않고 즐기면서 할 수 있었던 게 컸다고 생각합니다.

유방암의 경우, '여성 암'이기 때문에 삶의 질을 더 고려하시는 부분이 있나요?

국립암센터 보고에 의하면 2000년대 초 우리나라 유방암 1, 2기 환자의 생존율이 60~70%였습니다. 그런데 지금은 5년 생존율이 90%가 넘습니다. 국제적으로 비교한 결과를 봐도 우리나라보다 유방암 생존율이 높은 나라는 드뭅니다. 환자들의 나이 같은 변수 때문에 단순 비교하기는 어렵지만, 암의 병기로 구분해서 들여다봐도 우리나라가 유방암 환자 생존율이 세계에서 제일 높은 편에 속합니다.

**예전에는 암이라는 것이 '죽느냐, 사느냐'의 문제였다면, 의료의 급속한 발전에 따라 암 생존율이 늘어나면서 암 환자의 기능 회복, 정신적인 충격, 재활 문제가 중요하게 되었습니다.** 그런 측면이 수술법을 결정할 때 굉장히 중요한 판단 기준이 됩니다. 유방암의 절제 범위를 판단하고, 치료할 때 어떤 방법을 동원하느냐는 것은 의사들이 상당히 고민해야 할 부분입니다.

제가 전공의 할 때는 유방에 작은 종양만 생겨도 암이 발생한 유방을 전부 다 전절제를 했습니다. '과연 이렇게 작은 종양 때문에 유방을 전절제해서 여성 암 환자에게 그런 큰 충격을 주어야 하나'라는 의문이 들었습니다.

그런데 유방 보존술이 임상의학을 거쳐 국제적으로 안전하다는 게 증명되었고, 지금은 유방 보존술 비율이 70% 정도에 이르러 유방 전절제술을 완전히 역전했습니다. 그래서 우리나라는 유방암 임상 치료 측면에서 성공적인 결과를 보였고, 한국이 의료 발전을 통해 서구 수준의 경쟁력을 갖춘 하나의 사례가 되었습니다.

노동영 교수께서 소개하신 감시 림프절을 이용한 치료법은 수술 후 환자 삶의 질을 올리는 표준 치료법으로 정착되었지요?

유방암 주변의 림프절[42]을 다 제거하기보다는, 암이 침범하지 않았으면 림프절을 살리는 시도를 했었습니다. 림프절은 우리 몸을 방어하는 역할을 맡고 있어서 우리 몸에 필요한 것이기 때문입니다. **그래서 림프절에 암이 침범했을 가능성 때문에 무조건 제거하기보다는, 우리가 선택적으로 제거하거나 암이 침범하지 않았다고 확인되면 살리는 것이 좋습니다.**

림프절에 암의 침범 여부를 알기 위해 저는 감시 림프절[43]에 주목했습니다. 우리가 림프절의 경로를 추적해서 유방암의 침범 여부를 확인하는 것을 세계적으로 처음 시도한 것입니다.

감시 림프절은 사실 처음에는 이탈리아에서 소개되었습니다. 이를 우리나라에서 시작했는데, 성공하기 힘들었습니다. 그래서 제가 이탈리아 밀라노에 가서 보았더니, 주사를 피부 아래 즉 피하에 살짝 넣더라고요. 림프는 피하의 림프를 타고 가기 때문입니다. 그런데 우리는 그동안 주사를 너무 깊이 넣어서 성공하지 못했던 것이었습니다. 이탈리아까지 건너가 몇 개월을 지나서 그걸 터득한 것입니다.

지금 생각하면 왜 안 되었는지 그 이유를 모를 정도로 간단한 문제였습니다. 그다음에 '염색된 림프절에 암이 안 보인다고 해서 이게 진짜로 안전할까?'라고 해서, 사실 그것도 한동안은 제거했습니다. 유방암 주변의 림프절을 살리게 되면 암이 전이될 수도 있다고 생각했기 때문입니다. 그와 관련된 논문도 제가 냈지만 감시 림프절 치료법이 안전한 방법이라고 스스로 확신하기까지 상당한 시간이 걸렸고, 해외에서 큰 임상실험을 통해 모든 의료진이 공유하는 기술이 되었습니다. 감시 림프절은 유방암과 흑색종 치료에서 시작되어 현재는 전 암종에 많이 응용되고 있습니다.

암 치료의 궁극적인 혁신은 암을 예방하고 조기 발견하는 것일 텐데요. 유방암 수술 방법의 혁신 주도는 물론이고, 암 예방과 조기 검진을 위한 대중 건강 운동에도 오랜 기간 힘을 쏟으셨던 이유는 암의 조기 발견이 목적일 것으로 생각합니다. 최근에는 유방암 조기 발견을 위한 도구를 개발하셨다고 들었습니다. 기존의 유방암 조기 검진 방법 외에 다른 접근을 시도하시는 이유는 무엇입니까?

결국 경제력이 한 국가의 의학 수준을 좌우하는데, 사실 환자를 진단하고 치료하는 전반적인 의료 수준에서는 우리나라가 이미 세계 최고 수준에 도달했다고 볼 수 있습니다. 그러나 신약을 개발하는 분야에서는 우리가 미국보다 아직 경험이 적습니다. 최근에 우리나라 바이오 제약 회사들이 세계의 문을 서서히 열어가는 것을 보면 우리도 조만간 일본 수준에는 근접하지 않을까 생각합니다.

제가 2000년대 중반에 단백질 바이오마커에 관심을 가지고 연구하게 되었습니다. 단백질 바이오마커란 단백질을 이용해 몸 안의 변화를 알아낼 수 있는 지표입니다. 제가 당시 '프로테오믹스 이용 기술개발사업단'의 지원을 받아 미국의 노벨생리의학상 수상자인 리 하트웰 박사를 비롯해 일본, 중국의 연구자들과 공동연구를 하게 되었습니다.

그 연구를 통해 제가 개발한 것은 간단한 피검사만으로 유방암을 예측할 수 있는 기술이었습니다. 1ml 미량의 혈액으로 조기 유방암을 92%의 정확도로 검진할 수 있게 한 검사법을 발명했습니다. 원리는 간단합니다. 우리 몸은 유전체 신호에서 단백질을 만들게 됩니다. **우리는 혈액 혹은 조직에 있는 단백질을 분석하는 능력을 극대화해서 유방암 진단을 쉽게 한 것입니다.**

제가 발명한 제품을 사용해 많은 사람이 좀 더 쉽고 싸게 유방암을 조기에 진단받을 수 있다면 우리나라에 단백질 바이오마커라는 의료의 새로운 장이 열리리라 생각합니다. 그럼으로써 인류의 건강에 이바지할 수 있지 않을까 생각하고 있습니다.

# 포스트 코로나,
한국인 사망원인 2위
심뇌혈관질환 치료의
혁신가는 누구인가?

## 3장

질병관리청이 2020년에 발표한 자료에 따르면, 국내 코로나19 사망자 중 만성질환을 보유한 환자가 전체 사망자의 98.5%를 차지하고 있으며, 그중 심뇌혈관질환 등 순환기계 질환이 동반된 경우는 76.5%에 달하는 것으로 나타났습니다.

심뇌혈관질환 환자가 코로나19 바이러스에 취약한 요인 중 하나로 ACE2[44]라는 단백질이 주목을 받고 있습니다. 코로나19 바이러스는 표면 돌기 단백질(스파이크 단백질)을 ACE2에 결합해 세포 내로 침투하고 증폭하는데, 이는 ACE2를 많이 가진 환자가 그렇지 않은 사람보다 더 위험할 수 있다는 것을 의미합니다. 코로나19 대유행 동안 심뇌혈관질환의 위험이 가중되면서, 향후 포스트 코로나 시대에 심뇌혈관질환 환자들에 대한 치료체계를 어떻게 개선할 것인가에 대한 논의도 활발하게 이루어지고 있습니다.

통계청이 2021년에 발표한 한국인의 사망원인 2020년 통계를 보면, 심장질환은 암에 이어 사망원인 2위를 차지했고, 3위는 폐렴, 4위는 뇌혈관질환이었습니다. 사망률을 2019년 통계와 비교해보면, 1년 동안 고혈압성 질환은 8.3%, 심장질환은 4.2%, 뇌혈관질환은 1.2% 증가했습니다.

심뇌혈관질환 사망률은 나이가 많아질수록 연령별 사망률도 증가하는 추세입니다. 특히 70대 이후부터 심뇌혈관질환으로 인한 사망률이 급증합니다.

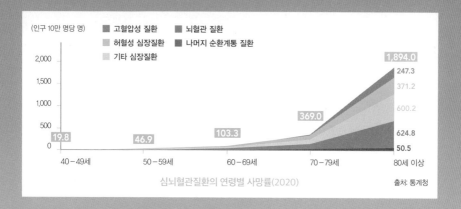

(인구 10만 명당 명)

■ 고혈압성 질환    ■ 뇌혈관 질환
■ 허혈성 심장질환   ■ 나머지 순환계통 질환
■ 기타 심장질환

2,000
1,500
1,000
500
0

40 – 49세    50 – 59세    60 – 69세    70 – 79세    80세 이상

19.8    46.9    103.3    369.0    1,894.0
247.3
371.2
600.2
624.8
50.5

심뇌혈관질환의 연령별 사망률(2020)

출처: 통계청

3장에서는 우리나라 심뇌혈관질환 치료 분야에서 어떠한 혁신이 이루어졌는지, 포스트 코로나 시대를 대비하기 위해 개선해야 할 과제는 무엇인지 알아보았습니다.

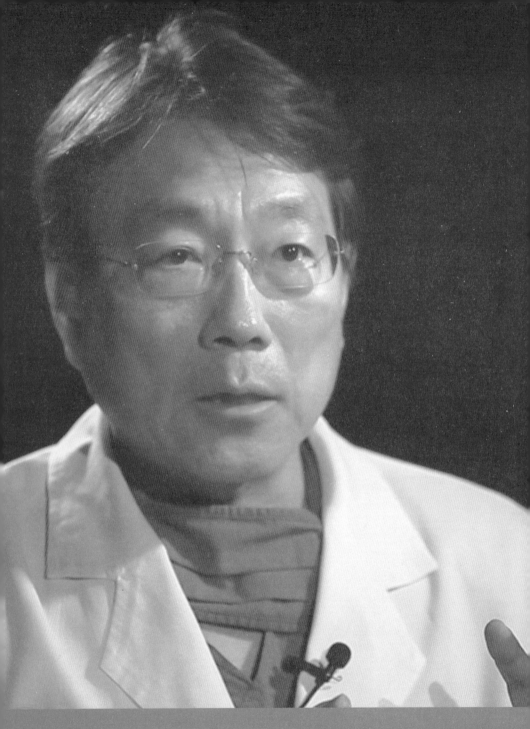

**박승정 서울아산병원 심장내과 석좌교수, 전 대한심장학회 이사장**

1954년생. 연세대학교 의과대학을 졸업하고 한양대학교 대학원에서 의학 석사, 고려대학교 대학원에서 의학 박사 학위를 받았습니다. 막히거나 좁아진 심장 좌관상동맥 주간부에 금속 그물망을 삽입해 넓히는 스텐트 시술이 외과적 수술과 동등한 치료 효과가 있다는 것을 세계 최초로 입증했습니다. 또한 세계적인 의학저널 <뉴잉글랜드 의학저널(NEJM)>에 다섯 차례 논문을 게재하면서 전 세계 심장질환 치료 발전에 기여했습니다.

# 세계 심혈관질환 치료의
# 패러다임을 바꿔라

박승정 서울아산병원 심장내과 석좌교수

40여 년 전까지만 해도 심장혈관을 치료할 때는 흉부외과에서 환자의 흉부를 절개하는 수술방식이 일반적이었습니다. 그런데 이제는 내과적 시술을 통해 환자에게 주는 부담을 최소한으로 줄일 수 있게 되었습니다. 이는 세계 심혈관질환 치료의 패러다임을 완전히 바꾸는 일이었습니다.

이러한 혁신적인 발상을 처음 제시한 사람은 스위스의 안드레아스 그륀치히 박사입니다. 그륀치히 박사는 1979년 심장혈관에 풍선을 넣어 넓히는 것을 처음 시도했고, 미국으로 건너가서 '풍선 시술' 보급에 앞장섰습니다. 그로부터 30년 후, 이 발상을 한 단계 더 발전시킨 사람은 우리나라의 박승정 교수였습니다.

박승정 교수는 막히거나 좁아진 심장 좌관동맥 주간부 병변에 금속 그물망을 삽입하여 넓혀주는 스텐트 시술이 외과적 수술과 동등한 치료 효과가 있음을 입증한 획기적인 연구 결과를 2008년 세계 최고 권위의 의학저널인 〈뉴잉글랜드 의학저널(NEJM, New England Journal of Medicine)〉에 발표했고, 이 연구 결과를 토대로, 심혈관 환자의 회복 기간과 비용 부담을 줄일 수 있는 스텐트 시술법이 심장 관상동맥 질환의 전 세계의 표준 치료법으로 정착하게 되었습니다.

박승정 교수를 만나 우리나라 심혈관질환 치료가 어떻게 혁신을 이루어왔는지 알아보았습니다.

# interview

외과에서만 수술하던 심장 좌관동맥 주간부 병변[45]을 내과에서도 시술을 통해 치료할 수 있도록 세계 심혈관질환 진료지침을 바꾸려고 도전하기 시작하셨던 게 1997년 무렵이라고 들었습니다. 그로부터 약 20년 후인 2008년에 박승정 교수께서는 기존 패러다임을 완전히 바꾸는 혁신을 이루어내셨습니다. 기존 상식을 깨는 방식이니만큼, 외과 의사들은 쉽게 받아들이지 않았을 것 같습니다. 세계 표준 치료에 대한 정의를 바꾼다는 게 보통 일이 아니었을 텐데, 어떻게 해서 전 세계 외과 의사들을 이해하게 만드셨는지 궁금합니다.

저희 치료하는 사람들에게는 지켜야 할 치료 가이드라인이 있습니다. 그런데 저희가 좌관동맥 주간부 병변에 대한 표준 치료에 대한 정의를 바꿨습니다. 이 부위에 대해서 수술 외에는 내과적 시술을 금기시했던 것을 바꾼 것입니다. **지금은 이 부위에 병변이 있는 환자의 3분의 2는 내과에서 스텐트로 시술할 수 있다고 인정되었습니다.**

제가 미국 갔다 왔던 1994년 전임강사 시절부터 심장 스텐트 시술을 일찍 시작해서 경험을 많이 쌓게 되었습니다. 그때 좌관동맥 주간부 병변이 대동맥에 굉장히 가까이 있고 혈관이 크기 때문에 기술적으로 스텐트를 넣는 것이 그렇게 어렵지 않다고 생각하게 되었습니다.

하지만 당시 진료지침에는 좌관동맥 주간부 병변에는 스텐트로 시술하는 것을 금기시했습니다. 당시 진료지침은 치료 방법의 우선순위를 '클래스 I', '클래스 II', '클래스 III'로 나눴는데, 내과적으로 스텐트를 사용한 시술법은 '클래스 III'에 속해 있었습니다. 이것은 치료 방법으로 쓰면 안 된다는 의미였습니다.

좌관동맥 주간부는 심장의 왼쪽에 큰 혈관이 두 개로 갈라지기 전 부위입니다. 심장 왼쪽 큰 혈관의 목에 해당하는 부위입니다. 사실 좌관동맥 혈관 두 개가 심장근육의 60~70%를 먹여 살리기 때문에 그 혈관들의 목에 해당하는 주간부에 스텐트로 시술하다 잘못되면 환자한테 급작스러운 위험이 생길 수도 있습니다. 그래서 이 부위는 안전하게 수술로 치료하라는 진료지침이 결정된 것이었습니다.

진료지침을 바꾸는 전환점을 만들기란 쉽지 않았습니다. 하지만 우리가 이 부위에 내과적인 시술로 잘 치료했다는 것을 입증한다면 외과적인 수술을 대체할 수 있겠다고 전환적인 발상을 하게 되었습니다.

처음에는 흉부외과 수술을 받을 수 없는 환자 몇 분을 시술했습니다. 그런데 시술 결과가 너무 좋았습니다. 1997년 미국 학회에 가서 43명 환자에게 스텐트로 시술한 치료 결과를 발표했더니, 미국 외과 선생님들한테 미친 의사라는 이야기까지 들었습니다.

좌관동맥 주간부 병변에 대한 수술적 치료는 1960년대에 시작되었습니다. 40년 가까이 이 부위 병변은 외과에서 수술로 하는 것이 당연하다고 생각하고 있었는데, 갑자기 내과에서 스텐트로 시술해서 치료했다고 발표하니까 받아들일 수 없었던 것이었습니다.

미국 학회에서 받은 비판에 자극받아 이 시술법을 증명하기 위해 세계적인 다기관 연구를 했습니다. 진료지침으로 인정받기 위해서는 아주 잘 디자

인된 임상 연구가 꼭 필요합니다. 논문 하나를 계획해서 완성하는 데 6~8년 걸립니다. 그리고 연구비도 많이 들어가니까 그런 점들이 참 힘들었습니다.

다행히 많은 의사가 우리 치료법을 인정한 다음에야 외과 선생님들도 조금 설득이 되었습니다. 요즘엔 우리 서울아산병원 진료를 보면 외과 선생님들이 좌관동맥 주간부 병변이 있는 환자 모두는 아니지만, 내과 시술이 적합한 환자가 오면 심장내과로 보내줍니다. 그 정도로 생각도 많이 바뀌어서 저희도 조금 편해졌고, 변경된 진료지침도 많이 보편화되었습니다.

좌관동맥 주간부 병변을 가진 환자들을 치료 후 10년간 추적 관찰한 연구 결과를 2020년 심혈관질환 분야에서 가장 권위 있는 의학저널인 〈서큘레이션(Circulation)〉에 발표하셨지요. 외과에서 하는 수술치료가 아니라, 내과 시술 치료 후 10년 동안 효과가 얼마나 다르게 나타났는지에 관한 연구였는데, 결론은 치료 효과가 동등하다고 나왔습니다. 그렇다면 환자로서는 외과적 수술보다는 부담이 훨씬 적은 내과적 시술 방식을 선호할 것 같습니다.

현재 데이터 연구로는 좌관동맥 주간부 병변 환자의 60%는 수술을 받지 않고 내과에서 스텐트로 시술받아도 된다고 생각합니다.

진료지침의 변화를 통해서 제일 이득을 보는 건 환자들입니다. **외과적 수술보다 내과적 시술은 상대적으로 어렵지 않은 방법을 사용하기 때문에 수술이 갖는 복합성을 극복할 수 있습니다.**

예를 들면 수술적 치료를 위해서는 전신마취 해야지요, 흉곽을 열어야지요, 입원하는 기간도 일주일, 환자가 평소 일에 완전히 복귀하는 데 거의 한 달쯤 걸립니다. 그런 수술의 복합성과 달리 내과에서 스텐트로 치료받는 환자는 30분 만에 시술받고 입원도 하지 않습니다. 병원에 하루 와서 시술받고 그냥 퇴원하십니다. 외과적 수술과 내과적 시술은 성격이 완전히 다른 치료 방법이라고 볼 수 있습니다.

심장혈관 질환뿐만 아니라 대동맥판막 질환에도 스텐트를 활용한 치료에 도전하고 계시는 것으로 알고 있습니다. 최근에는 박승정 교수께서 이끌고 계신 서울아산병원 심혈관 시술팀이 아시아 의료기관 최초로 경피적 대동맥판막 치환술을 1,000건이나 시술하는 큰 성과를 올리셨습니다. 대동맥판막 질환도 과거에는 외과 수술로만 치료할 수 있었는데, 지금은 내과에서도 시술을 통해 치료할 수 있게 된 것인데요. 경피적 대동맥판막 치환술의 발전 과정에 대해 말씀해주십시오.

경피적 대동맥판막 치환술[46]은 TAVI(Transcatheter Aortic Valve Implantation)라고 많이 알려져 있습니다. 기존에는 대동맥판막 협착증이 있을 때 외과에서 수술로 치료해왔었는데, 경피적 대동맥판막 치환술은 협착된 대동맥판막을 내과에서 스텐트 시술로 대체해주는 방법입니다.

경피적 대동맥판막 치환술은 2002년에 프랑스의 알란 크리비어 선생이 처음 시작했습니다. 알란 크리비어 선생과 서울아산병원을 포함한 세계 여러 기관이 경피적 대동맥판막 치환술의 효과를 검증하는 연구를 거의 10년에 걸쳐서 했습니다. 서울아산병원도 2010년부터 경피적 대동맥판막 치환술을 시작했으니까 국내에서는 굉장히 일찍 시작한 편입니다.

**지금은 대동맥판막 협착증과 관련된 진료지침이 굉장히 많이 변했습니다.** 이 치료법이 진료지침에 자리 잡는 과정도 좌관동맥 주간부 스텐트 시술과 비슷했습니다. 진료지침이 처음에는 외과에서 수술로만 하게 되어 있다가, 지금은 65세 이상의 대동맥판막 협착증 환자들은 내과에서 스텐트로 시술할 수 있다고 바뀌었습니다. 짧은 기간에 이루어진 굉장한 변화였습니다.

2003년에는 세계 최고 권위의 의학저널인 〈뉴잉글랜드 의학저널〉에 한국 연구자로서는 최초로 논문을 게재하셨지요. '관상동맥 재협착 예방을 위한 탁솔 코팅 스텐트'란 제목의 연구논문이었는데요. 이 논문을 보면, 스텐트 시술 방법의 혁신뿐만 아니라 스텐트 도구의 혁신에도 관심을 두고 계신 것 같습니다.

심장혈관에 스텐트를 넣었는데도 시술 후에 그 혈관의 조직이 성장해서 자꾸 좁아지는 문제를 해결하기 위해서 약물 코팅 스텐트의 기본적인 개념을 생각하게 되었습니다. 그래서 스텐트에 혈관 주변 조직이 성장하지 않도록 항암물질 같은 약을 묻힌 게 약물 코팅 스텐트입니다. **지금은 약물 코팅 스텐트가 심장혈관 치료에 굉장히 보편화되어 있습니다.**

혈관에 병이 여러 군데 있는 다혈관 질환의 경우처럼 외과에서 수술적으로 치료하는 게 더 효과적인지, 아니면 내과에서 약물 코팅 스텐트 시술로 치료하는 것이 효과적인지는 아직 연구 중입니다. 하지만 약물 코팅 스텐트를 이용한 시술은 환자한테 비교적 좋은 치료 방법으로 자리 잡았습니다.

2015년에 '다혈관 협심증에서 관상동맥우회수술과 관상동맥 중재술의 임상 결과 비교'라는 주제로 〈뉴잉글랜드 의학저널〉에 다섯 번째 논문을 게재하셨습니다. 국내 심혈관질환 연구자들 가운데 그 누구보다도 많은 논문을 세계 최고의 의학저널에 활발하게 발표하시는 것 같습니다. 실제 심혈관질환 환자들의 치료를 하시면서 또 동시에 임상 연구에도 크게 힘을 쏟고 계시는데, 어디에서 그런 에너지가 나오는 것인지 궁금합니다.

한 가지 의문을 가지면 거기에 대해서 완전한 답이라는 건 없는 것 같습니다. 그래서 6~8년 걸려서 논문을 내면 그 논문에서 의문이 또 생깁니다.

그다음에 어떤 것을 좀 더 확실하게 규명하겠다는 식으로요. 그래서 어떤 연구 경로에 들어서면, 늘 의문을 가집니다. 물론 그것을 어떻게 실천하고 연구를 만들어내느냐는 역량이나 시스템의 차이가 있겠지만, 저는 그렇게 습관화되어왔기 때문에 지금까지 그 일을 열심히 하고 있습니다.

저는 많은 환자를 치료하는 것도 중요하다고 생각합니다. 양이 질을 결정해주는 측면이 있기 때문입니다. 많은 환자를 접하다 보면 어떤 치료 방법이 최선이라는 것을 알 수 있고, 그 과정에서 세계 의학계를 선도하는 기회가 찾아온다고 생각합니다. 환자가 의사에게 주는 정보와 메시지가 많습니다. 그것을 의사가 어떻게 받아들여서 데이터화하느냐가 관건입니다.

사실 임상 연구라는 것은 환자들을 떠나서는 있을 수가 없습니다. 제 개인적으로 행복한 일 중의 하나는 환자에게 최선의 치료를 해주기 위해서 임상 데이터를 만드는 것이었습니다. 임상 데이터가 만들어지면 치료 현장에 다시 피드백을 줍니다. 이렇게 환자 치료와 임상 연구를 함께 하는 역할을 할 수 있는 사람이 임상 의사입니다. 저는 환자를 치료하는 의사인 동시에 연구하는 복합적인 역할을 할 수 있어서 굉장히 다행이라고 생각합니다.

최근에는 박승정 교수께서 이끄는 심혈관 시술팀에서 예전 기준이라면 스텐트 시술을 했을 환자에게 스텐트 시술을 하지 않고 약물로만 치료하는 경우가 많아졌다고 밝히셨는데요. 꼭 스텐트 시술을 하지 않아도 약물만으로 치료할 수 있다고 판단하신 것인데요. 이는 커다란 사고의 전환이라고 할 수 있을 것 같습니다.

심장내과 의사들이 혈관조영술을 했을 때 눈으로 봐서 심장혈관이 50% 이상 좁아져 있으면, 과거에는 '아, 이것은 의미 있는 심장혈관 협착 병변이다'라고 생각했습니다. 그런데 눈으로 보이는 게 심장 빈혈, 즉 심근 허혈[47]을 말하는 건 아니라는 주장이 있었습니다. 네덜란드의 니코필즈 선생이 혈류속도가 한 20% 이상 떨어지면 협심 상태가 된다는 것을 증명한 것입니다.

그래서 우리가 조사해보니 심장혈관이 50% 정도 좁아져 있는 환자 중 60%에서 협심증이 없었습니다. 이것은 정말 큰 사고의 전환입니다. 이 연구 전에는 혈관조영술을 했을 때 심장혈관이 50% 좁아져 있는 환자는 전부 스텐트 시술을 했기 때문입니다.

**요즘은 심혈관질환 환자들의 혈류속도를 꼭 잽니다.** 이 부분도 진료지침이 10~15년 사이에 완전히 바뀌었습니다. 혈류속도가 떨어져서 협심증이 있는 환자들만 치료하자는 게 '클래스 I' 진료원칙이 된 것입니다. 아주 보편적인 가치로 인정받은 것입니다.

그렇게 되었지만 좌관동맥 주간부 병변의 진료지침을 바꾸기 위해 외과 선생님들을 설득했던 것과 마찬가지로, 30~40년 동안 혈관조영술만 보고 스텐트 시술을 결정해왔던 심장내과 선생님들의 습관이 변화하는 것도 시간이 걸릴 것입니다. 의사들의 생각을 바꾸는 것도 일종의 교육입니다. 그래서 지금은 혈관조영술 검사를 하면서 심장혈관 협착 정도를 눈으로 보는 것만 중요한 것은 아니라고 의사들한테 강조해서 교육하고 있습니다.

혈류속도 검사를 해서 스텐트 시술을 안 하는 쪽으로 결과가 많이 나오면, 환자에게는 좋은 일이지만 병원 수익에는 도움이 되지 않을 것 같습니다. 그러면 병원을 경영하는 분들은 이런 변화를 그다지 반가워하지 않을 수도 있는데, 정책적으로 이러한 과제를 어떻게 풀어가야 할까요?

치료비 책정 부분은 건강보험 정책과 연결되어야 합니다. 사실 심혈관질환 환자들에게 혈류속도 검사를 가장 하지 않는 선진국이 미국이었습니다.

왜냐하면 미국에서도 심장내과 의사들이 시술을 많이 해야 돈도 많이 버는 시스템이어서 심장혈관 스텐트를 많이 시술했기 때문입니다.

그런데 요즘은 미국에서 제일 많이 혈류속도를 검사합니다. 왜냐하면 혈류속도를 검사해 협심증이 있다는 것, 심장근육에 허혈이 있다는 것을 병원에서 증명하지 않으면, 미국 보험사에서 병원 측에 보험수가를 지급하지 않은 식으로 정책이 바뀌었기 때문입니다. 그러니까 학문적인 논리와 이런 정책이 잘 조화될 때 우리가 훨씬 더 좋은 방향으로 갈 수 있다고 생각합니다.

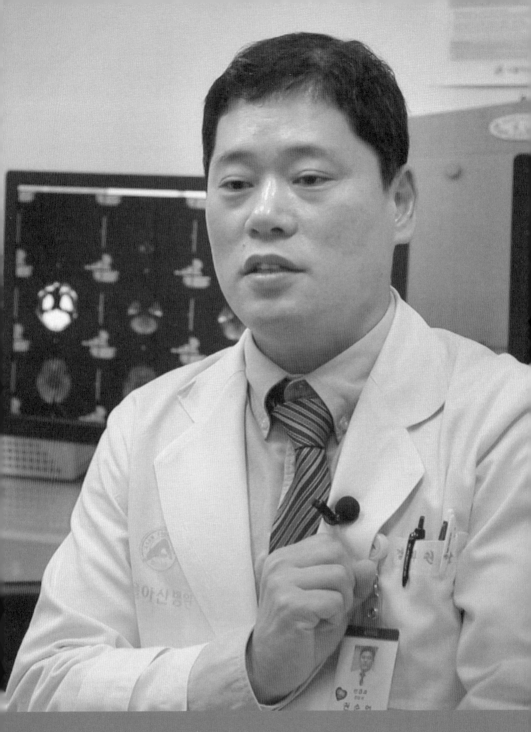

**권순억 서울아산병원 뇌졸중센터 소장, 대한뇌졸중학회 이사장**

1964년생. 서울대학교 의과대학을 졸업하고 동 대학원에서 의학 석사, 충북대학교 대학원에서 의학 박사 학위를 받았습니다.
서울아산병원 뇌졸중센터 소장을 역임하면서 뇌졸중 재발과 합병증 예방을 위해 꼼꼼하게 환자를 관리하기로 유명합니다. 그
가 병원에서 연구실 외에 가장 많이 찾는 곳은 뇌졸중 전문치료실인데, 이곳에서 얼마나 제대로 된 치료를 받느냐에 따라 치료
후 후유증 정도가 결정되기 때문입니다. 그만큼 환자의 예후 관리에 관심이 많습니다.

# 한국의 뇌졸중 치료, OECD 최고 수준으로 올라서다

권순억 대한뇌졸중학회 이사장

대표적인 뇌혈관질환인 뇌졸중[48]은 우리나라 사망원인 중 암에 이어 4위를 차지하는 위험한 질환입니다. 게다가 뇌졸중은 발병 후 심한 장애를 남겨서 환자 개인뿐만 아니라 국가적으로 질병 부담이 높은 질환입니다.

그런데 OECD가 발간한 〈2017 한눈에 보는 보건(Health at a Glance)〉 보고서에서는 우리나라의 뇌졸중 치료 부문이 OECD 국가 중 최고 수준이라는 평가를 했습니다. 뇌경색 입원환자의 30일 치명률[49]이 3.2%로, OECD 회원국 평균인 7.7%를 크게 밑돈 것입니다. 한국의 뇌졸중 치료가 어떻게 이런 성과를 거둘 수 있었는지, 그리고 앞으로의 과제는 무엇인지 대한뇌졸중학회 이사장 권순억 교수를 만나 알아보았습니다.

# interview

우리나라 뇌졸중 치료가 어떻게 OECD 국가 중 최고 수준에 이르게 되었습니까?

제가 의과대학 학생 때는 "신경과를 왜 가려고 하냐? 뇌졸중이라고 진단만 할 줄 알지, 환자한테 해줄 수 있는 게 아무것도 없잖아"라는 이야기를 들을 정도로 뇌졸중 치료법이 부족했습니다. 하지만 지금은 뇌졸중 환자를 정확하게 진단하고, 가장 적합한 치료법을 찾고, 장기적으로 환자한테 무엇을 어떻게 하면 좋을지 안내해주면서 치료해나갈 수 있는 분야가 되었습니다.

뇌졸중의 진단과 치료가 발달한 역사를 보면 1980년대 컴퓨터 단층 촬영 즉 CT의 도입으로 뇌출혈[50]과 뇌경색[51]을 구별할 수 있게 되었으며 아스피린을 사용하여 혈전 위험성을 낮출 수 있게 되었고, 1990년대 MRI를 이용한 급성기 뇌경색의 정확한 진단법과 혈전 용해제인 tPA[52]의 도입, 2000년대 스타틴[53]을 이용한 동맥경화 예방 치료, 그리고 최근에는 혈전제거술의 도입과 같이 뇌졸중에 대한 질병을 정확하게 이해하게 되고 진단과 치료기술이 체계적으로 발전해왔습니다.

우리나라 뇌졸중의 특징을 보면 과거에는 뇌출혈 환자의 비율이 훨씬 높았습니다. 혈압 조절을 하지 않았고 폭음과 불량한 영양 상태로 인해서 뇌출혈의 발생이 높았고, 이와 더불어 사망률이 굉장히 높았습니다. 현재는 뇌출혈의 발생 비율이 전체 뇌졸중의 15% 정도로 급감하고, 대신 당뇨병, 고지혈증, 심장질환과 연관성 높은 뇌경색 비율이 크게 늘었습니다.

다행인 것은 뇌경색 사망률이 5% 이하로 떨어졌다는 것입니다. 뇌경색은 예전에 진단이 잘 이루어지지 않고 초기 치료를 제대로 하지 못하다 보니 초기 사망률이 20~30% 되었었습니다. **지금은 진단기술이 발달해서 조기에 적절한 치료도 할 수 있게 되었고, 과거에 뇌경색으로 진단받지 못하던 환자도 빨리 진단되어서 뇌경색 환자 수는 크게 늘고 사망자 수는 크게 줄어서 사망률이 많이 줄었습니다.** 이제는 심각한 심장질환이나 암과 같은 기저질환이 심각한 분들만 아니라면 뇌경색 환자의 사망 가능성은 매우 낮습니다.

**우리나라에서 뇌졸중 사망률이 낮은 또 다른 이유는 의료접근성이 매우 좋기 때문입니다.** 첫째, 우리나라 국민 대부분이 인구가 밀집하고 의료기관들이 밀집된 지역에 살기 때문에 급성 뇌졸중을 적절하게 치료를 할 수 있는 병원에 대한 접근성이 굉장히 좋습니다.

둘째, 우리나라 건강보험은 국가 보험으로 전 국민이 강제로 가입해야 하며 저수가 정책으로 세계적으로 의료비와 약제비가 가장 낮은 나라입니다. 따라서 급성 뇌졸중으로 병원에 와서 최선의 치료를 받고 입원 치료와 장기 재활치료를 받더라도 의료비용이 적게 들어서 환자들이 급성 뇌졸중 발생 시 병원 방문에 대해서 두려움을 갖지 않습니다.

셋째, 우리나라 병원은 국가 건강보험의 저수가 정책으로 인해서 많은 검사를 시행하여 손해를 보전하는 방식이어서 MRI를 비롯한 고가 최신 장비의 보급률이 세계에서 가장 높습니다. 이런 장비를 이용하여 환자들은 현시대의 최선의 치료를 받고 있어서 사망률도 낮아질 수밖에 없는 것입니다.

급성 뇌경색 환자 중 혈전용해술 치료를 받은 환자들은 증상이 크게 개선되기도 하지만, 혈전 재개통과 함께 출혈 발생 위험성이 증가하여 혈압과 혈당 등의 정확한 관리와 면밀한 신경학적 진찰이 필요합니다. 이런 환자를 포함하여 모든 급성 뇌졸중 환자들은 정확한 환자 상태의 모니터링을 동반한 적극적인 내과적 치료가 필요합니다. 이런 역할을 가장 잘 할 수 있는 공간으로서 뇌졸중 전문치료실이 우리나라에 설치되기 시작했는데요. 뇌졸중 전문치료실이란 무엇이고, 왜 뇌졸중 전문치료실 국내 도입이 필요했었는지 말씀해주십시오.

급성기 뇌경색[54] 환자 중 혈전용해술 치료를 받는 환자는 약 5~10%에 불과합니다. 혈전용해술[55]을 받았든 안 받았든, 모든 급성 뇌경색 환자들은 혈류 상태나 혈압의 변화 때문에 증상이 심해지거나 출혈 발생 등으로 인해서 환자의 상태가 악화할 수 있어서, 뇌졸중 환자 상태를 정확하게 평가할 수 있는 훈련된 의료진에 의해서 면밀한 경과 관찰과 심전도, 혈압 등에 대한 적극적인 모니터링이 필요합니다.

뇌졸중 전문치료실의 의료진은 뇌졸중 환자의 변화를 초기부터 잘 파악해서, 문제가 발생하면 조기에 발견해 적극적으로 치료합니다. 이를 위해서 뇌졸중 전문치료실은 일반 병실과 다른 몇 가지 특징이 있습니다.

**첫째, 뇌졸중에 대한 이해도가 높은 전담 간호사가 상주하고 있어서 뇌졸중 환자의 증상 변화를 전담 간호사가 빨리 파악합니다.** 그리고 환자 상태를 NIHSS[56]라는 객관적 지표를 이용하여 평가하기 때문에 담당 간호사가 변경되더라도 동일 기준으로 환자 상태의 악화나 호전을 객관적으로 평가할 수 있습니다.

**둘째, 뇌졸중 환자가 갑자기 나빠지는 상황에 바로 대응할 수 있습니다.** 급성기 뇌졸중 환자들은 갑자기 부정맥이나 심장마비가 생기거나, 혈압의 변화로 인해서 뇌부종이 심해질 수 있습니다. 전담 간호사들은 환자의 호흡과

맥박을 계속 확인하고 있어서, 환자의 상태 변화를 조기에 발견하고 바로 대응할 수 있습니다.

**셋째, 뇌졸중 전문치료실의 위치 자체가 신경과 전문의들이 접근하기 좋은 곳에 있어서 의사들도 빠르게 대응할 수 있습니다.**

**넷째, 전문화된 프로토콜을 통해서 체계적으로 환자를 돌봅니다.** 환자 상태의 변화에 대한 대응 전략 등이 미리 수립되어 있으며, 응급사태가 발생하더라도 미리 약속된 방법에 따라서 조치를 시작하기 때문에 효과적인 대응을 할 수 있습니다. 뇌졸중 전문치료실의 입원 기간 중 물리치료와 식사 관리 방법 등이 다 체계화되어 있어서 뇌졸중 환자의 합병증을 예방시켜줍니다.

환자가 뇌졸중 전문치료실에 들어가는 것 자체만으로도 합병증을 예방하고, 다양한 모니터링을 통해 정확하게 환자의 치료 계획을 세워주어서 환자의 예후가 좋아진다는 것이 연구 결과로 입증되어 있습니다.

뇌졸중 전문치료실의 효과를 고려하면, 국내에 더 빨리 도입했으면 좋았을 것 같습니다. 그런데 뇌졸중 전문치료실 도입의 필요성을 이해시키는 과정이 무척 힘드셨다고 들었습니다.

뇌졸중 전문치료실은 유럽과 미국에서 먼저 운영하기 시작되었습니다. 우리나라에서는 2000년대 초부터 뇌졸중 전문치료실 도입 논의가 이루어졌는데, 최초 도입 과정이 쉽지만은 않았습니다. 이 과정의 어려움을 우리 병원에서 경험을 토대로 설명하겠습니다.

뇌졸중 전문치료실을 설치하기 위해서는 중환자실 단위의 공간을 확보하고 전담 간호사를 배정받아야 합니다. 당시 병원장께 뇌졸중 전문치료실의 필요성과 환자에게 얼마나 도움이 되는가를 말씀드렸습니다. 손실을 당연히

보아야 하지만, 우리 병원을 믿고 찾아온 환자를 위해서는 우리 병원의 명성과 격에 맞는 치료를 해야 하는데 이런 정도의 시설과 투자를 해주셔야 한다고 설명해드렸습니다. 또 저희가 뇌졸중 전문치료실의 임상 치료 데이터를 모아서 연구논문을 쓰고 후배들을 교육하면 진료·연구·교육이 다 발전할 것이라 설득했었습니다. 결국 당시 서울아산병원장께서 뇌졸중 전문치료실 도입 결정을 내렸습니다.

처음에는 6인 병실에서 병상 1개를 빼서 환자의 모니터링에 필요한 장비와 간호사가 상주할 공간을 확보하여 전문치료실 병실 5개로 뇌졸중 전문치료실을 만들어서 운영을 시작했습니다. 입원 병실을 얻기 위해서 과별로 경쟁하는 상태에서 병원의 병상 1개를 줄인다는 것은 불가능하다고 생각되는 상황이므로 집행부의 설득 과정에 큰 어려움이 있었습니다. 그리고 전담 간호사들도 배정받아 뇌졸중 환자의 초기 신경학적 결손 정도를 평가하는 방법을 계속 교육했습니다. 그렇게 해서라도 뇌졸중 전문치료실을 시작할 수 있었던 게 참 다행이라 생각합니다. 병원의 경영상태에서 여유가 없는 병원이라면 도저히 이룰 수 없는 꿈 같은 일이었습니다.

대한뇌졸중학회의 2015년 조사 결과를 보면 우리나라 뇌졸중 사망률의 지역별 격차가 심하게 나타났습니다. 뇌졸중 사망률이 가장 낮은 지역은 서울특별시 서초구였고, 가장 높은 지역은 경상남도 고성군이었습니다. 두 지역의 뇌졸중 사망률 편차가 무려 2.9배에 달해 충격을 주었는데요.
이러한 결과에 대해 대한뇌졸중학회는 뇌졸중 전문치료실이 설치되어 있지 않은 지역이 뇌졸중 치료에서 소외되고 있다는 해석을 내놓은 바 있습니다. 뇌졸중 전문치료실이 전국적으로 도입되지 못했기 때문에 발생하는 현상인데요. 이러한 일이 일어나는 이유는 결국 비용 때문인가요?

현재 급성기 뇌졸중 환자를 치료하는 모든 병원이 뇌졸중 전문치료실을 운영하고 있지는 않습니다. 정부에서 요구하는 전담 간호사와 시설을 갖춰서 뇌졸중 전문치료실을 운영하면 손실률이 30%나 발생하기 때문입니다.

현재 대학병원들을 중심으로 우리나라 68개 의료기관에서 뇌졸중 전문치료실을 운영하고 있습니다. 이 의료기관들은 비교적 경영상태가 안정되어서 국가 지원이 충분하지 않더라도 적자를 감수하고서도 운영을 할 수가 있기 때문입니다. 그런데 뇌졸중 전문치료실을 운영하더라도 건강보험 수가 신청을 하는 것이 적자가 더 크기 때문에 68개 의료기관 중 40%는 건강보험 수가를 신청하지 않고 있습니다.

민간 의료기관에서 전국적으로 뇌졸중 전문치료실을 운영하기 위해서는 현실적인 비용 보전이 필요합니다. 저희가 병원으로부터 투자를 받고 인력을 양성하려고 하면 뇌졸중 전문치료실을 운영해서 이익은 내지 못해도 최소한 손실은 발생하지 않아야 합니다.

건강보험 심사평가원에서도 병원평가에서 뇌졸중 전문치료실 운영 여부를 '의료의 질' 평가 항목에 포함하는 방식으로 어떻게든 각 병원에서 뇌졸중 전문치료실을 운영하도록 유도하고는 있습니다. 하지만 현실적으로 병원에서 뇌졸중 전문치료실을 운영하면 손실이 발생하니까 뇌졸중을 치료하는 의료진들은 굉장히 어려운 상황에 놓여 있는 상태입니다.

뇌졸중은 시간이 생명인 대표적인 질병입니다. 자신이 사는 지역에 뇌졸중 전문치료실이 없어서 치료 시기를 놓치는 환자가 앞으로는 나오지 않았으면 좋겠습니다. 지방에서 발생한 뇌졸중 환자를 서울의 큰 병원으로 보내기 위해 시간을 허비할 수는 없으니까요.

한편, 뇌졸중 치료에서 지역 격차를 줄이려는 노력에 관해서도 이야기해야 할 것 같습니다. 2008년부터 보건복지부가 전국 11개 대학병원에 권역 심뇌혈관센터를 지정하여 급성기 뇌졸중 치료의 안전망을 확보하려고 시도하고 있는데요. 우리나라의 뇌졸중 치료가 빠르고 정확하게 이루어지고 있다고 보십니까? 또, 개선해야 할 점이 있다면 무엇일까요?

뇌졸중 환자가 응급실에 도착한 후 치료에 있어서는 우리나라가 세계에서 가장 앞선다고 자신 있게 이야기할 수 있습니다. 뇌졸중을 진단할 때 MRI 촬영의 역할이 굉장히 중요한데, 우리나라처럼 대부분의 뇌졸중 환자가 MRI 검사를 시행하고, 그것도 매우 빨리 찍는 나라는 없습니다. 그리고 급성 뇌졸중을 전문으로 치료하는 의료진들은 국제 표준적인 진료지침을 숙지하고 여기에 맞춰서 검증된 치료를 중심으로 환자를 진료하고 있습니다. 또한 어떤 나라보다도 더 빠르게 뇌졸중 전문의들이 치료를 시작합니다.

우리나라는 뇌졸중 환자의 진단과 치료, 뇌졸중 전문치료실의 경과 관찰, 재활치료 시스템까지 병원 내 치료체계는 굉장히 잘 만들어져 있습니다.

**그런데 뇌졸중 환자가 응급실에 이송되는 과정은 개선할 부분이 있습니다.** 119구급대에서 뇌졸중 환자를 혈전제거술을 할 수 있는 병원들로 잘 이송하지 않기 때문입니다. 그런 병원들은 응급실이 붐비기 때문이라는 이유입니다. 그 부분에서 괴리가 크게 생기는 것입니다.

대한뇌졸중학회에서는 119 소방청과 뇌졸중 환자 이송시스템을 개발하기 위해 협력하고 있지만, 아직 초기 단계입니다. 이 시스템은 중앙정부와 지방자치단체 시스템과도 연결되기 때문에 하루아침에 이루어지기는 힘들 것 같습니다.

사회주의 의료에서는 뇌졸중 환자 이송시스템을 구축하는 일이 쉽습니다. 환자 거주지에 따라 급성 뇌졸중 의심 환자를 이송할 병원을 정해놓기 때문입니다.

하지만 우리나라는 민간병원 중심 의료시스템이기 때문에 사회주의 의료 방식의 뇌졸중 환자 이송시스템을 도입할 수는 없습니다. 그래서 우리나라에 맞는 뇌졸중 환자 이송시스템을 개발할 필요가 있습니다.

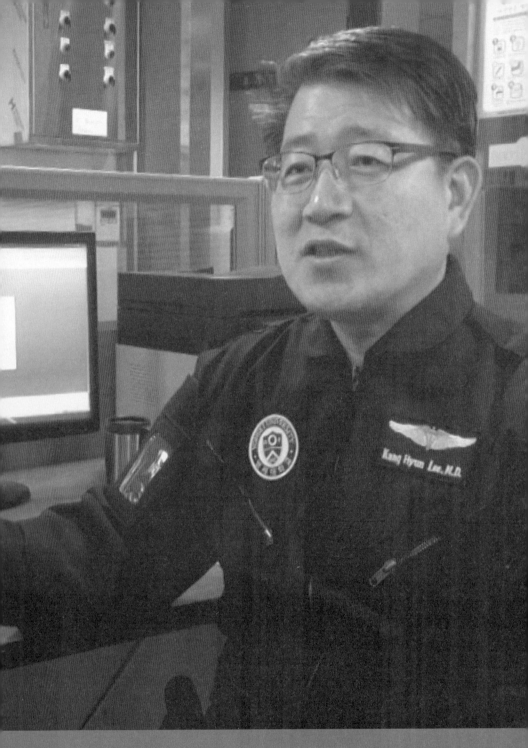

**이강현 원주세브란스기독병원 응급의학과 교수, 전 한국항공응급의료협회 회장**

1963년생. 연세대학교 원주의과대학을 졸업하고 연세대학교 대학원에서 의학 석사, 아주대학교 대학원에서 의학 박사 학위를 받았습니다. 대한응급의학회 이사장을 역임하면서 닥터헬기 도입과 세월호 재난 당시 응급의료 지원에 주요한 역할을 하였습니다. 또한 중증외상 환자의 사망률 감소를 위한 손상 예방과 응급의료체계 개선에 기여했습니다.

# 중증 응급환자를
# 닥터헬기로 이송시켜라

**이강현** 전 한국항공응급의료협회 회장

의료진의 치료 능력이 아무리 뛰어나다 해도, 급성기 심뇌혈관질환 환자
가 병원에 도착하는 데 시간이 너무 많이 걸린다면 그 환자를 살릴 수 없습
니다. 10여 년 전까지만 해도, 의료 인프라가 정비되어 있는 서울과 수도권 이
외의 지역에서 심뇌혈관질환 환자가 발생했을 경우, 병원 응급실까지 신속하
게 이송하는 일은 결코 쉽지 않았습니다.

그런데 2011년, 응급의료 부문에 새로운 역사가 시작되었습니다. 응급의
료 전용 헬기인 '닥터헬기' 2대가 국내 최초로 도입된 것입니다. 그리고 2021
년 현재 전국에는 닥터헬기 7대가 응급환자를 항공으로 이송하고 있습니다.
닥터헬기는 헬기 내부에 첨단 의료장비가 갖추어져 있고, 응급의학 전문의
가 동반 탑승하여 환자 이송 중에 진단과 치료를 시행합니다. 그래서 닥터헬
기는 '날아다니는 응급실'이라고도 불립니다.

한국항공응급의료협회 회장을 역임한 이강현 교수는 응급의료 인프라가
취약한 산간·도서 지역주민들의 건강을 지키기 위해 닥터헬기 시스템의 국
내 도입에 힘을 쏟아왔습니다. 이강현 교수를 만나 우리나라 응급의료체계
가 어떻게 혁신을 이루어왔는지, 그리고 앞으로 해결해야 할 과제는 무엇인
지에 대해 알아보았습니다.

# interview

기존의 우리나라 응급환자 이송체계에는 한계가 있으니 닥터헬기 도입이 필요하다고 강력히 주장하셨는데요. 그렇게 생각하시게 된 계기가 있습니까?

강원도는 지역이 넓고 인구분포도 밀집되어 있지 않다 보니, 응급의료 취약지가 많습니다. 그래서 강원도의 응급환자들은 치료를 할 수 있는 병원까지 이송 시간이 오래 걸리기 때문에 심근경색[57], 뇌졸중, 중증외상[58] 등 3대 중증 응급질환으로 인한 사망률이 높습니다. 과거 닥터헬기가 도입되기 전에는 태백, 정선, 영월 같은 원거리 지역에서 발생한 응급환자가 원주까지 이송되는 도중에 사망하기도 했었습니다.

20여 년 전 강원도 영동지방에서 산모가 어렵게 분만을 했는데, 과다출혈로 인해 저희 원주세브란스기독병원으로 이송되어 온 경우가 있었습니다. 그 당시에는 닥터헬기로 환자를 이송하는 체계가 없으니까 산모가 구급차로 와야 했습니다. 그런데 대관령에 폭설이 와서 산모가 대관령 꼭대기에 몇 시간 갇혔다가 왔는데, 병원에 오자마자 심정지가 일어났습니다. 의료진이 심폐소생술을 했지만, 산모의 생명을 구하지 못했습니다. 이렇게 억울한 죽음을 겪으면 의사로서 큰 좌절감을 느끼게 됩니다. 살릴 수 있는 환자가 돌아가시는 걸 옆에서 보면 안타깝기 그지없었습니다.

그렇다고 이런 문제를 해결하기 위해서 응급의료 취약지역마다 큰 병원을 만들기도 어렵잖아요. **현실적인 대안은 응급환자가 발생하면 빠르게 이송해서 빠른 처치를 할 수 있는 닥터헬기 이송체계의 도입이었습니다.** 2011년에 국내에서 2개 지역에 처음 도입된 닥터헬기를 전국적으로 확대할 때 강원도 지역의 특수성을 강조한 것이 받아들여져서, 저희 원주세브란스기독병원을 포함해 현재는 전국에서 7대의 닥터헬기가 운영되고 있습니다.

닥터헬기 안에서 어느 수준까지 응급치료를 할 수 있는지, 그리고 닥터헬기의 도입으로 응급환자의 치료 효과가 얼마나 개선되었는지 궁금합니다.

닥터헬기가 도입되기 전까지는 응급환자의 병원 이송에 많은 시간이 소요되었습니다. **하지만 닥터헬기 도입 이후 심근경색, 뇌졸중, 중증외상 등 3대 응급질환 환자의 치료 효과가 커지는 결과가 확인되었습니다.**

중증외상 환자 같은 경우에는 이송 시간을 90분 이상 단축해서 사망률을 12.6% 이상 낮췄습니다. 살릴 수 있었던 중증외상 환자가 사망하는 비율을 뜻하는 예방 가능한 사망률이 2000년에는 40.5%였는데, 닥터헬기가 도입된 후인 2015년에 조사한 결과 19.9%로 감소했습니다.

심근경색 같은 경우는 이송이 1시간 지연될 때마다 환자의 사망률은 1.6배가 올라가고, 생명을 구한다 해도 치료 이후 환자의 예후가 나빠집니다. 닥터헬기가 도입되면서 심근경색 환자의 이송 시간이 단축되었을 뿐만 아니라, 응급의학 전문의가 닥터헬기에서 환자의 심전도 검사를 할 수 있게 되었습니다. 심근경색 환자의 심전도 검사 결과가 항공 이송 중에 병원의 전문 의료진에게 미리 전달되기 때문에, 환자는 병원에 이송되자마자 바로 치료에 들어갈 수 있게 되었습니다.

뇌졸중 같은 경우는 CT나 MRI를 찍어야 뇌출혈인지 뇌경색인지를 확인할 수 있어서 닥터헬기 장비만으로는 진단이 어렵습니다. 하지만 현장에 도착한 응급의학 전문의가 환자를 평가하고 현장에서부터 전문처치를 하며, 전문 의료진이 병원에서 치료를 준비할 수 있도록 소통하기 때문에 치료 준비 시간을 많이 단축하는 효과가 있었습니다.

우리나라 응급의료체계가 만들어지던 1990년대에 비하면 비약적인 발전을 한 것이군요?

1990년대 초기에는 응급의학 전문의라는 제도 자체가 없어서 일반 의사나 인턴 전공의가 응급환자들을 진료했었습니다. 제가 의과대학 졸업하고 군대를 마치고 전공의를 시작할 때 응급의학을 전공의로 지원하러 갔더니, 당시 과장님이 우리나라에는 응급의학 전문의 제도가 안 생길 수도 있다고 해서 당황하기도 했었습니다. 다행히 1996년에 응급의학 전문의 제도가 생겼고, 다음 해인 1997년에 제가 65번째로 우리나라 응급의학과 전문의가 되었습니다.

**우리나라 응급의료체계가 개선되면서 병원 도착 전에 현장에서 발생하는 심정지[59] 환자들의 사망률이 크게 낮아졌습니다.** 병원 도착 전에 심정지가 발생한 환자들의 경우 1990년대 초만 하더라도 거의 살리지 못했지만, 지금은 9% 가까이 살립니다. 이런 변화가 가능했던 것은 현장에서의 심폐소생술 시도, 빠른 환자 이송, 전문적인 응급의학 치료라는 요소가 유기적으로 이루어졌기 때문입니다.

과거에는 심정지 환자가 발생한 현장에서 심폐소생술 시도 자체가 거의 없었는데, 지금은 일반인에 의한 심폐소생술이 상당히 이루어지고 있습니다.

초중고 학생뿐 아니라 일반 국민도 심폐소생술 교육을 많이 받았기 때문이라고 생각합니다.

환자를 병원에 이송하는 119 소방구급대도 과거에는 응급구조사가 1명 타고 있었는데, 지금은 최소 2명 이상 탑승하면서 신속하고 효과적으로 응급 치료를 할 수 있게 되었습니다. 거기에 닥터헬기까지 국내에 도입되면서 환자 이송이 더 빨라지고 효과적으로 대응할 수 있게 된 것입니다.

환자가 도착한 병원의 응급의료체계도 큰 발전을 이뤘습니다. 기존의 응급의료센터에 더해서 2010년대 이후에 정부에서 지역별로 권역을 나눠서 심뇌혈관센터, 외상센터를 설치했습니다. 중증 응급환자를 치료하는 전문센터가 만들어지면서 환자 예후를 좋게 하고 사망률을 낮추는 결과를 이뤘습니다.

우리나라에 처음으로 권역외상센터가 설치될 때 이강현 교수께서는 특히 강원도를 고려해달라고 호소하셨었는데요. 그런 주장을 하셨던 이유는 무엇입니까?

2012년 국내 최초로 설립될 권역외상센터[60] 선정과정에서 정부가 인천·경기도·강원도 중 한 곳만 지정한다고 했습니다. 세 개 지방자치단체 중 한 곳만 선정된다면 당연히 강원도는 탈락하리라 생각해서, 보건복지부와 국회 관계자들에게 세 곳의 지자체에 2개를 지정해달라고 설득했습니다. 결국 인천·경기도·강원도 중 2곳에 외상센터 지정이 결정되었고, 다행히 강원도가 국내 최초의 권역외상센터로 선정된 두 곳에 포함되었습니다.

중증외상 환자에게 제일 필요한 것은 적절한 시간에 적절한 곳에서 치료를 받는 것입니다. 태백, 정선, 영월에서 원주까지 오는 데도 상당한 시간이 걸리는데, 강원도에서 발생한 중증외상 환자를 서울이나 경기도로 가라고 하면 그 환자가 살아날 기회는 없어지는 것과 같습니다.

저는 현장에서 사망하는 환자들을 많이 보았기 때문에, 어떻게 하면 중증외상 환자들을 더 살릴까 하면서 여러 곳을 쫓아다니며 설득했던 것입니다. 다행히 공감이 이루어져서 산악 사고가 자주 발생하는 강원도에 권역외상센터가 만들어질 수 있었습니다.

그 이후 추가 선정과정을 거쳐 현재 우리나라 권역외상센터의 수는 17개에 이르렀습니다. 늘어난 권역외상센터의 수만큼 중증외상 환자들을 빠르게 이송하고 치료할 수 있는 응급의료 접근성이 좋아졌다고 생각합니다.

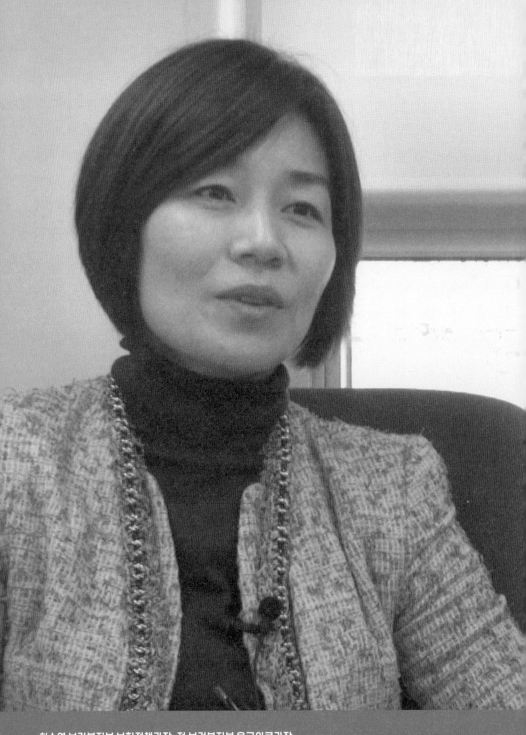

**현수엽 보건복지부 보험정책과장, 전 보건복지부 응급의료과장**

1974년생. 서울대학교 간호학과를 졸업하고 보건복지부에 근무하면서 한의약정책과, 보육정책과, 보건의료기술개발과의 과
장을 역임했습니다. 특히 응급의료과장으로 재임할 때 닥터헬기 전국 확대와 권역외상센터 설치 정책을 기획하고 실무를 총괄
해 한국 응급의료체계 확립에 기여했습니다.

# 권역외상센터 도입과 닥터헬기
# 전국 확대를 이뤄내다

현수엽 전 보건복지부 응급의료과장

2009년 초여름, 다큐멘터리 〈KBS스페셜〉의 '중증외상, 누가 살릴 것인가'(2009년 9월 20일 방송) 취재를 위해 아주대병원의 이국종 외상 외과 교수를 처음 만났을 때, 이국종 교수는 스스로 '번 아웃' 상태라고 표현할 정도로 무척 지쳐 있었습니다. 그리고, 황무지에 가까울 정도로 척박한 국내의 중증외상 치료시스템에 대해 분노를 표출했습니다. 이국종 교수는 자신이 선택할 수 있는 유일한 방법은 개인 시간을 희생하는 것이라며, 정시 퇴근은커녕, 연구실 한구석에서 쪽잠을 자는 한이 있더라도 중증외상 환자들을 최대한 많이 살리고 싶다고 했습니다.

2009년 기준 예방 가능한 외상 사망률 40.5%. 예방 가능한 사망률이란 적절한 시간 안에 치료받았다면 사망하지 않았을 외상환자의 비율을 말합니다. 당시에는 외상환자 10명 중 약 4명이 제때 치료를 받지 못해 목숨을 잃었습니다. 그런 상황을 이국종 교수는 견디기 힘들어했습니다. 이국종 교수를 최초로 조명한 다큐멘터리 〈KBS스페셜〉의 '중증외상, 누가 살릴 것인가'는 국내 중증외상 환자들을 치료할 시스템 구축이 필요하다는 공감대를 형성하는 첫 번째 계기가 되었습니다.

2011년 아덴만 여명 작전에서 총상을 입어 중증외상 상태에 빠진 석해균 선장을 이국종 교수가 살려낸 후, 전국적으로 권역외상센터가 설치되기 시작했습니다. 영국과 미국처럼 닥터헬기를 이용한 중증외상 환자 이송시스템을 국내에 도입하고 싶다는 이국종 교수의 꿈도 현실이 되었습니다.

이러한 현장의 움직임을 국민에게 알리기 위해 KBS에서는 2013년 10월부터 2015년 3월까지 매주 1회씩 국내 권역 응급의료센터와 외상센터 현장을 조명하는 의료현장 밀착 다큐멘터리 〈생명최전선〉을 기획·방송했고, 우리나라의 중증외상 치료시스템이 안착할 수 있도록 시청자들의 지지를 이끌었습니다.

2021년 현재, 한국의 중증외상 치료시스템은 역할 모델인 영국과 미국의 중증외상 치료시스템에 어느 정도 다가갔을까요. 국내 중증외상 치료시스템의 현 상황과 앞으로의 과제를 알아보기 위해 권역외상센터 도입 정책을 추진했던 보건복지부 현수엽 과장을 만났습니다.

# interview

우리나라의 권역외상센터 정책 추진 과정을 말씀해주십시오.

권역외상센터가 생기게 된 가장 큰 배경은 우리나라의 예방 가능한 사망률이 너무 높았기 때문입니다. 예방 가능한 사망률이란 외상을 입은 환자가 적절한 시간 내에 적절한 병원으로 이송되어서 적절한 치료를 받았더라면 죽지 않았을 사망입니다. 1999년에 우리나라 예방 가능한 외상 사망률이 40%에 이른다는 보고가 있었습니다. **외상환자 10명 중 4명은 살릴 수 있었는데 살리지 못했다는 의미였습니다.**

그래서 어떻게 하면 예방 가능한 사망률을 낮출 것인가가 저희의 최대 고민이었습니다. 캐나다와 독일 등 외국 사례를 보니까 응급치료체계와 별개로 전국에 외상센터들을 설립하고 운영되면서 예방 가능한 사망률을 획기적으로 낮춘 사례들이 있었습니다. 그래서 '아, 우리도 이걸 해야겠다'라고 생각하고 외상 치료체계 구축에 정부가 투자를 시작했습니다.

외상센터는 기존 치료체계와는 다르게 운영됩니다. 교통사고를 예를 들면, 여기저기 손상을 입은 환자가 도착했을 때 단순히 외과 의사나 정형외과 의사 등 한두 명 전문의가 아니고, 외상센터에서는 여러 명의 전문의가 함께 모여서 동시에 진료하고 수술하는 시스템입니다.

그런데 우리나라에서는 이러한 외상 치료체계를 갖추는 게 쉽지 않았습니다. 24시간 밤낮 가리지 않고 응급 중증외상 환자들이 발생하는 경우를 대비해서 응급수술이 가능한 수술장을 비워놓고 있고, 응급의료진들이 항상 대기하고 있다가 즉각적으로 수술을 들어갈 수 있어야 했기 때문입니다.

전국적으로 외상센터를 설립하겠다고 정부가 정책을 정한 후 2014년 국내 최초의 권역외상센터가 전남 목포한국병원부터 개소되었습니다. 2021년 현재까지 전국에 17개의 권역외상센터가 개소했습니다.

민간병원은 아무래도 막대한 비용과 수익을 고려해야 하니까 언제 올지 모르는 응급 중증외상 환자를 위해 여러 명의 전문의로 구성된 팀이 대기하는 게 쉬운 일이 아닙니다. 그래서 정부가 병원의 기회비용이나 대기비용을 다 보전하고 전폭적으로 지원해서 운영하겠다는 정책을 만들고 권역외상센터 개소를 추진하게 되었습니다.

권역외상센터 정책 추진의 당위성에는 다들 공감했겠지만, 재정적인 측면이나 방향 설정에서 이견이 있지는 않았습니까?

2000년대 이후 우리나라 경제가 발달하고 GDP가 계속 증가해서 최소한의 재정적인 기반은 마련된 상태였습니다. 하지만 경제적으로는 선진국에 진입했어도 중증외상 같은 분야에 정부 투자가 필요하다는 국민적 공감대가 형성되는 일에는 계기가 필요했습니다. 외상센터 논의 초기에는 의료진이 언제 발생할지 모르는 환자를 위해서 대기한다는 것 자체가 막대한 비용이 드는 정책이기 때문에, 그렇게 하는 게 맞는지 그리고 재정을 우리가 확보할 수 있을지가 가장 큰 관건이었습니다.

그런데 이국종 교수가 석해균 선장을 살리면서 중증외상 치료에 대한 국민적 관심을 불러일으켰습니다. 그러면서 응급의료기금에서 중증외상 치료에 대한 투자가 필요하다는 국민적 동의를 얻을 수 있었습니다. 이후 외상센터 예산을 확보하기 위해 기획재정부와는 상당한 협의가 필요했습니다. 기획재정부가 계획에 동의한 후에는 예산 확보에 큰 어려움은 없었습니다.

권역외상센터 도입 논의에서는 두 가지 상반되는 주장이 있었습니다. 우리나라가 국토가 크지 않으니까 외상센터가 시도별로 다 있을 필요는 없다는 주장이 있었고, 중증외상 환자의 이송 시간을 최소화하고 단축하기 위해서는 권역별로 다 있어야 한다는 주장이 있었습니다.

보건복지부에서는 전국에 외상센터를 설치하는 방향을 정했는데, 지금 돌이켜보면 이 정책 시행의 결과 예방 가능한 외상 사망률이 획기적으로 낮아졌다는 것을 알 수 있습니다. 과거 40%를 넘었던 예방 가능한 외상 사망률이 최근 조사에서는 19.9%로 감소했습니다. 이렇게 예방 가능한 사망률이 낮춰진 것으로 봐서 당시 적절한 정책을 추진했다고 생각합니다.

정책 추진 초기에 보건복지부에서 벤치마킹했던 독일이 응급의료센터와 별개로 외상센터를 구축한 후 예방 가능한 외상 사망률을 절반 정도 줄였다는 것을 알고 있었습니다. 그래서 우리나라도 잘만 하면 예방 가능한 외상 사망률을 절반까지 줄일 수 있겠다고 기대하고 정책을 추진했습니다. 앞으로는 지금보다 예방 가능한 외상 사망률을 더 낮춰야지요. 예방 가능한 외상 사망률이라는 것이 살릴 수 있는 죽음이란 뜻이니까 더 낮춰야 합니다.

응급 상황에서 환자를 구조할 수 있는 시간, 이른바 골든아워가 중증외상 환자에게는 그 무엇보다 중요한데요. 보건복지부에서도 권역외상센터가 얼마나 즉각적인 대처를 할 수 있는지에 대해 큰 관심을 두고 있었다고 들었습니다. 보건복지부에서 가장 중요하게 생각한 정책은 무엇이었습니까?

권역외상센터 개소 초창기에는 외상 치료팀들이 중증외상 환자를 기다리는 일도 쉽지 않았습니다. 보건복지부에서 제일 걱정했던 것은 외상센터의 전담 의사들이 외상환자를 보기 위해서 대기하고 전념할 수 있는가였습니다. 그래서 권역외상센터에 도착한 환자가 어느 정도 시간 내에 즉각적인 수술을 받을 수 있었는지, 즉 권역외상센터 도착부터 수술에 들어갈 때까지 시간을 측정해서 전국 권역외상센터들의 성과를 평가했습니다.

119구급대도 중증외상 환자를 외상센터로 바로 이송한다는 인식이 잘 자리 잡지 못하는 문제가 있었습니다. 중증외상 환자가 외상센터로 바로 이송되어야 하는데, 현장에서 가장 가까운 병원으로 이송했다가 중증외상으로 평가받은 이후에 권역외상센터로 이송되면 골든아워를 놓칠 수 있습니다.

똑같은 중증 환자라 하더라도 바로 권역외상센터로 이송했을 때의 사망률과 한 번 병원을 옮겼을 때의 사망률, 심지어는 두 번, 세 번 병원을 옮겼을 때의 사망률 차이가 너무나 커서 이 부분을 개선하는 데 주력했습니다.

**그래서 도입한 게 한국형 환자 분류체계입니다.** 같은 환자 분류체계를 응급의학 전문의와 119구급대원이 사용함으로써, 중증외상 환자는 일반 병원을 거치지 않고 권역 응급의료센터나 외상센터로 바로 이송될 수 있게 했습니다. 현재는 전국적으로 외상센터가 개소되어 있고, 중증외상 환자는 현장에서 분류해서 외상센터로 바로 이송해야 한다는 개념이 어느 정도 자리 잡았습니다.

중증외상 치료체계가 필요하다는 국민적 공감대가 형성되면서, 외상센터 설치와 함께 닥터헬기도 국내에 도입되었습니다. 도서 지역이나 산간 지역에 거주하는 국민으로서는 '세상이 달라졌다'라고 느낄 만한 일이고, 응급 상황에 국가의 도움을 받아 목숨을 구할 수 있다는 점에서 마음 든든한 일입니다. 그러나 동시에 상당한 세금이 소요되는 사업이기도 하고, 적자 운영도 불가피할 것 같은데, 닥터헬기 도입 추진 과정에 어려움은 없었습니까?

닥터헬기는 우리나라 도서·산간 지역에서 발생하는 중증 응급환자들을 빠르게 치료하기 위해 도입을 추진하게 되었습니다. 충청도·전라도에는 섬이 많고, 경상도·강원도에는 산이 많아 응급환자가 발생하면 배로 이송을 하거나 꼬불꼬불 산길을 넘어서 차로 이송을 해왔습니다. 그래서 119구급차가 가는 데도 시간이 걸리고 오는 데도 시간이 걸려서 골든아워를 놓치기도 했습니다. 그래서 헬기를 운영해서 응급환자를 최대한 단시간에 이송해야겠다는 문제의식으로 닥터헬기 도입을 추진했습니다. 닥터헬기는 최근 만 명이 넘는 환자를 항공 이송하는 성과를 냈습니다.

닥터헬기는 정부 예산으로 운영됩니다. 한 대 운영을 하는 데 연간 한 40억 원 정도 듭니다. 그러니까 적은 비용은 아닙니다. 전국에 7대의 닥터헬기가 있는데, 닥터헬기 한 대가 연평균 200명 정도 환자를 항공 이송했습니다. 한 번 이송할 때 응급환자 1인당 약 2천만 원이 드는 셈입니다. 그렇지만 그 환자들이 닥터헬기가 아니었으면 골든아워를 놓쳤을 환자이고, 특히 도서, 산간 의료 취약지역에 사는 분들이기 때문에 우리나라 정도의 선진국이라면 충분히 투자할 만한 정책이라고 생각합니다.

제가 보건복지부에 입사한 지 22년차인데, 이제는 가만히 앉아서 '이건 됩니다, 이건 안 됩니다' 하는 정책으로는 국민 눈높이를 맞추지 못합니다. 우리나라 국민은 항상 이런 문제가 있으면 이렇게 개선해야 한다는 걸 어느 다른 나라 국민보다 잘 알고 계시고 목소리를 높입니다. 그래서 우리나라 국민 눈높이에 맞추는 행정을 하려면 적극적으로 나서고 개선할 수밖에 없습니다.

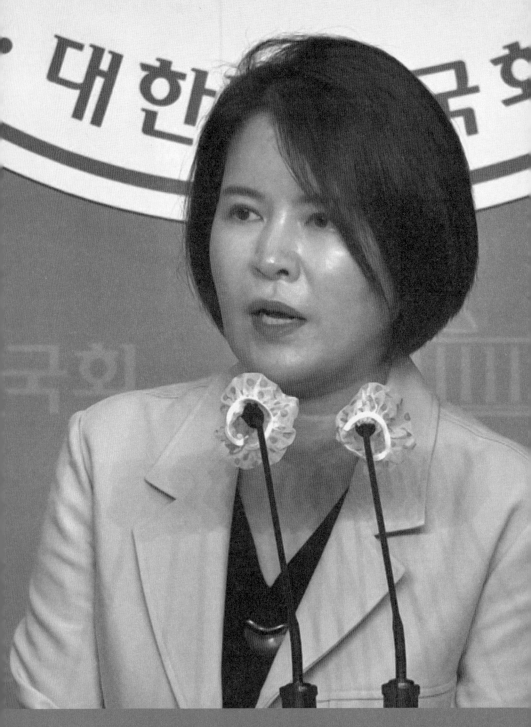

**허윤정 아주대학교 의과대학 인문사회의학교실 교수, 전 건강보험심사평가원 연구소장**

1969년생. 고려대학교 사회학과를 졸업하고 동 대학원에서 사회복지학 석·박사 학위를 받았습니다. 20여 년간 국회 보건복지 전문위원과 국회의원으로 활동하면서 한국 응급의료 발전에 기여했습니다. 특히 2001년 45억 원 수준에 불과하던 응급의료 기금을 확대하는 응급의료법률 개정안을 추진해, 응급의료 기금이 2020년에는 2,400억 원 수준에 이르게 되었습니다.

# 응급의료체계
# 기금을 개선하라

허윤정 전 건강보험심사평가원 연구소장

정책을 추진하기 위해서는 법제화가 먼저 이루어지고 예산이 확보되어야 합니다. 우리나라의 응급의료체계는 1995년 '응급의료에 관한 법률'이 시행되면서 본격적으로 구축되기 시작했습니다. 보건복지부 장관은 이 법에 근거하여 응급의료수가 기준을 제정하는데, 응급의료수가에는 응급의료 관리료와 응급처치료, 그리고 이송 처치료가 포함됩니다. 이는 지금까지 응급의료수가 구성의 근간이 되고 있습니다.

2010년부터 2012년까지 응급의료 선진화 추진계획에 따라 정부에서는 응급의료 수가체계의 전면적인 개편을 시도했습니다. 2000년 이후 10년 만의 시도였습니다. 2015년에는 응급의료수가를 분리·신설했고, 본격적으로 응급의료서비스의 질적 향상에 나섰습니다.

허윤정 전 건강보험심사평가원 연구소장을 만나서 우리나라 응급의료체계를 획기적으로 발전시켰던 법제화 과정, 예산 확보 과정, 그리고 향후 과제에 대해 알아보았습니다.

# interview

---

전 민주당 정책위원회 보건복지 수석 전문위원으로서 응급의료법 법제화에 깊이 관여하신 것으로 알고 있습니다. 법안 통과, 예산 확보 등의 과정에서 부처 간 갈등으로 인해 우여곡절도 있었지만 결국 응급의료법 개정안을 통과시키셨지요.

응급의료체계는 우리나라 보건의료 영역 중에서 획기적으로 발전한 영역입니다. 그것은 보건의료 영역 중에서 가장 단기간에 가장 많은 기금을 집어넣을 수 있었기 때문에 가능했습니다.

제가 사실은 국회에서 일하던 1999년부터 응급의료법을 들여다보았습니다. 2000년에 우리나라 응급의료기금의 국고보조가 연간 5억 원이었습니다. 그해 응급의료기금 사업비는 3억 6,000만 원이었으니 5억 원으로 전국의 응급의료기관을 제대로 운영한다는 게 쉽지 않았습니다. 제가 그때 판단할 때 암, 고혈압, 당뇨병은 그래도 치료할 시간이 있습니다. 그런데 응급환자들은 당장 응급실에서 뭔가 해결을 안 해주면 그냥 바로 사망합니다. 그러니까 의료에서 모든 질병이 다 중요하지만, 응급실이 가장 급한 곳입니다. 그래서 '만약에 돈을 넣어야 한다면 여기가 제일 먼저다. 여기부터 돈을 넣어야겠다'라고 생각했고, 돈을 넣을 수 있는 가장 빠르고 적합한 길을 찾았습니다. 방안을 갖고 와서 모델링하고, 그 모델을 가지고 법안을 성안하는 절차를 밟았습니다.

그런데 그게 사실은 굉장히 어려웠습니다. 당시에 신현확 전 국무총리의 아들, 신철식 이사관이 기획예산처 예산실에 사회예산 심의관이었습니다. 기획예산처는 도저히 용인할 수 없는 법안이어서 신철식 심의관이 훨씬 더 세게 막을 수 있었는데 그러지 않았습니다. 물론 저희도 여러 가지 노력을 많이 했습니다.

응급의료법 개정안을 내놓고 나니까 그 법은 보건복지 위원회의 법이 아니라 행정안전위원회와 관련된 법이었습니다. 보건복지위에서 그 법안을 제출하니 행정안전위가 굉장히 불쾌해했습니다. '아니, 보건복지위에서 우리 펀드에 손을 대'라고 굉장히 불쾌해하며 행정안전위가 응급의료기금의 원천이 되는 자동차 교통관리계에서 특별회계 항목을 없애버렸습니다. 회계 주머니 자체를 없애버린 것이었습니다. 갑자기 저희 법안이 오갈 데가 없어졌었습니다. 그래서 자동차 교통관리계에서는 특별회계에 해당하는 일반 회계 항목으로 수정해서 통과시키게 되었습니다.

우여곡절을 겪고 응급의료법 개정안이 법제사법 위원회까지 넘어갔었습니다. 당시 국회 법사위원장인 조순형 의원을 제가 김태홍 의원님을 모시고 여덟 차례를 찾아가서 설명하고 설득했습니다. 그런데 거의 마지막 순간에 사법연수원에서 연수받던 연수원생 한 명이 연수원 안에 있다가 심장마비로 사망하는 사건이 벌어졌어요. 그 사건이 벌어지고 나서 제가 조순형 의원께 "응급의료가 잘 되어 있었으면 사법연수원생이 안 돌아가셨어요"라고 설득했습니다. 제 의견에 공감한 조순형 의원도 법사위 법안 소위원회에서 신철식 이사관을 비롯한 기획예산처 관료들을 같은 논리로 막 밀어붙였습니다. "이런 법안이 있었으면 금쪽같은 사법연수원생이 사망하지 않을 수 있었어요. 이렇게 어려운 공부를 하고 사법연수원까지 와서 사망했다니 안타깝습니다"

라고 설득하면서 2002년 응급의료법 개정안이 통과되었습니다.

응급의료법 개정을 통해 응급의료기금이 커질 수 있었던 것이군요. 응급의료 분야가 단기간에 발전할 수 있었던 것도 재원이 확보되었기 때문이었습니다. 그 후에도 응급의료법 개정 작업을 주도하면서 응급의료기금을 더 키우셨지요?

당시 응급의료법 개정이 처음으로 이루어진 이후에 몇 번의 개정이 더 이루어졌습니다. 응급의료법 개정으로 '도로교통법'에 따른 범칙금 수입의 20%에 해당하는 금액을 응급의료기금에 출연하도록 규정했습니다. 예전만 하더라도 교통경찰이 딱지 끊는 게 더 많았잖아요. 그런데 점점 교통경찰이 딱지 끊는 일은 거의 없고 CCTV가 대체하게 되니까, 과태료가 더 많아지고 범칙금이 줄어들면서 점점 응급의료기금의 원천이 줄어들게 되었습니다.

그래서 저희가 2008년 응급의료법 개정을 한 번 더 했습니다. 예전에는 교통경찰들이 딱지 끊는 범칙금 항목에서만 응급의료기금을 떼어오다가, 과태료가 증가하는 상황을 고려해서 과태료 수입의 일부를 응급의료기금으로 지원하도록 한 것입니다. 결과적으로 과태료와 범칙금 양쪽 항목에서 모두 떼어서 응급의료기금을 마련하는 법률 개정안을 한 번 더 통과시킨 것입니다. 그때 응급의료기금이 한 번 더 크게 늘었습니다. 이 법률안은 국회 보건복지위원회와 법사위까지 통과될 때까지 정부가 도로교통법의 과태료와 범칙금 수입의 20%에 해당하는 예산을 응급의료기금에 출연하도록 하는 조항으로 통과되었습니다. 그런데 국회 본회의에서는 이 법률안의 수정안이 발의되어 3년 한시법으로 통과되어 2012년까지 한시법으로 운영되도록 했습니다.

그러다가 2012년 다시 응급의료기금을 20%를 유지하는 응급의료법 개정안을 제출했습니다. 이 법안을 논의하는 법사위에서 기획재정부가 자신들의 예산 편성권을 제한한다는 이유로 제동을 걸었습니다. 2002년부터 응급의료는 상당 수준으로 올라왔고 이렇게 무한대로 응급의료기금을 늘리는 것에 대해서 동의할 수가 없다는 논리였습니다. 그래서 응급의료기금을 쭉 가게 하는 게 아니라 한시법으로 하자고 합의해서 부칙에 2017년까지 5년 한시 조항을 넣었다가, 그다음에 다시 한번 또 5년을 연장하는 과정을 거쳐왔습니다. 그래서 현재의 응급의료에 관한 법률에 응급의료기금은 2022년 12월 31일까지 한시적으로 운영되게 되어 있습니다.

**응급의료법은 우여곡절을 많이 겪으며 개정되어왔지만, 의료 영역에 있어서 사실 건강보험 외에는 이렇게 단기간에 많은 예산을 들여서 발전한 영역이 거의 없습니다.** 보건복지부 응급의료과 하나에서 한 해 몇 천억 원을 씁니다. 어떤 해는 3,500억 원 썼다가 지금은 한 2,400억 원 쓰고 있습니다. 거치금과 예비비를 다 포함하면 몇 천억 원에 해당하는 돈을 갖고 있습니다. 한 해 몇 천억 원을 계속 쓰는 것이니까 사실 응급의료 영역은 굉장히 단기간에 획기적인 발전을 이루게 되었습니다.

2002년에 응급의료법 개정안이 통과되고 나서 이제 2022년이면 정확히 20주년이 되는데요. 현재 우리나라 응급의료체계가 '가장 급한 생명을 구한다'라는 당시 목표를 잘 달성하고 있다고 보십니까?

응급의료도 이제는 평가해봐야 하는 영역이 되었다고 생각합니다. '상당한 비용을 투자하고 있는데 실제로 그만한 효용을 내고 질 관리가 되고 있는가?'라는 질문에 답할 시기가 되었습니다.

예를 들면 환자가 병원에 도착하기 전 단계와 병원에서 다른 병원으로 이송되는 단계에서는 질 관리가 충분히 되고 있지 않습니다. 이 단계들에서는 여전히 민간의 손에 맡기고 있는 부분이 있기 때문입니다. 그리고 병원에서 퇴원했을 때 재활이나 응급의료체계 전체 구조에서 선순환이 이루어지고 있는지 잘 평가해봐야 합니다.

우리나라에 응급의료기금이 만들어진 건 오래되었지만, 응급의료기금이 획기적으로 늘게 된 것은 2002년부터였습니다. 그러니까 2022년이 실질적으로 응급의료기금 20년이 되는 해입니다. 그래서 우리나라 응급의료체계에 대해 한번 올바른 평가가 필요하다는 생각이 듭니다.

허윤정 교수께서는 건강보험심사평가원[61] 연구소장을 역임하면서 국민건강보험의 지속가능성에도 깊은 관심을 보여주셨습니다. 지금 같은 노인인구 증가, 청년인구 감소상황 속에서 국민건강보험 재정의 장기적인 지속가능성을 확보하기 위해서는 "공보험과 사보험을 연계할 필요가 있다"라고 주장하셨는데, 어떤 의미인지 설명해주십시오.

**인구문제가 우리나라 의료의 가장 큰 위험요인 중 하나입니다.** 이로 인해 우리 의료의 지속가능성이 크게 도전받고 있습니다. 의료의 지속가능성은 우리가 역동적으로 풀어내는 함수입니다.

인구문제는 예견되었던 문제고, 이미 우리한테 와 있는 현실이기 때문에 지금 풀어야 하고, 더 미룰 수 없습니다. 현재 세대가 그 숙제를 미루면 미래 세대가 너무 크게 고통받을 것이기 때문입니다. 그 고통이 너무 오랜 기간 지속될 것이라서 미룰 문제가 아닙니다. 현재 노인인구가 급증하고 장수하는 반면, 그들을 떠받치는 청년 경제활동 인구는 감소하고 있어서 한국 의료의 지속가능성은 상당한 어려움을 겪게 될 것입니다.

과거에는 건강보험을 고민할 때 건강보험만 보면 되었기 때문입니다. 이제 아닙니다. 변수가 너무 많고 굉장히 어려운 문제입니다. 선진국이 100년에 걸쳐서 왔던 인구절벽의 기울기를 우리나라는 13년 만에 수직으로 내려왔기 때문입니다. 이런 인구문제 함수를 풀어본 국가가 세계에 없습니다. 이런 건강보험의 수학을 풀어본 국가가 없습니다. 우리나라는 정치 모델은 미국 모델인데, 사회보험 모델은 독일 모델입니다. 사회적 합의를 이루어내는 정치 구조와 사회보험을 걷는 모델이 맞지 않아서 더 어렵습니다.

그러나 저희가 이번에 코로나19 대유행에 대응하면서 느꼈던 부분은 역시 국민이 희망이라는 것이었습니다. 저는 우리나라 국민에게 100% 믿음이 있습니다. 예전에 의약분업이라는 제도적인 변화를 하면서 건강보험 수가[62]를 크게 올렸습니다. 그러면서 건강보험 재정이 한 번에 바닥이 나는 위기가 왔었습니다. 그때 건강보험 재정 건전화 특별법을 만들면서 돌파했기 때문입니다.

**이번 인구문제라는 위기는 기존 우리나라 의료체계의 근간이 되었던 행위별 수가제[63]와 관련된 사회적 대타협 모델을 만들 기회라고 생각합니다.** 왜냐하면 우리나라 의료의 지속가능성은 누구에게나 필요한 것이기 때문입니다.

우리나라 건강보험이 제대로 된 모델로 가려면 지금보다는 보험수가가 훨씬 올라가야 합니다. 그리고 국민이 건강보험만 있으면 안심하고 병원에 갈 수 있어야만 합니다. 그런데 지금과 같이 건강보험에서 보장하지 않는 비급여 항목[64]을 그대로 둔 상태라면 건강보험 급여항목의 보장성을 아무리 높여보았자 환자에게는 실질적으로 보장성이 높아지지 않는 구조입니다.

이 문제를 해결하기 위해서는 사보험이 건강보험 급여항목[65]에서 공보험과 불필요하게 경쟁하거나 중복되는 역할을 막을 필요가 있습니다. 공보험으로서 국민건강보험과 사보험인 민간보험이 서로 어떤 역할을 담당할 것인지

질서 있게 역할 분담을 설정하고 이를 제도화해야 한다는 것입니다.

예를 들어 사보험이 공보험과 중복된 영역을 보장하면서 공보험의 도덕적 해이를 가중하지 않고, 공보험이 보장하지 못하는 비급여 항목과 같은 신의료 영역 등을 보장하도록 한다면 민간보험 회사로서는 다른 측면에서 훨씬 더 경쟁력을 가질 수 있는 구조가 될 것입니다.

이렇게 건강보험이라는 공보험과 민간보험이라는 사보험의 역할 분담을 잘할 수 있게 조정해주면 우리나라 의료의 지속가능성이 커질 수 있다고 생각합니다. 그러기 위해서 제도적으로 공보험과 사보험의 제도적 연계 방안 마련이 선행되어야 합니다.

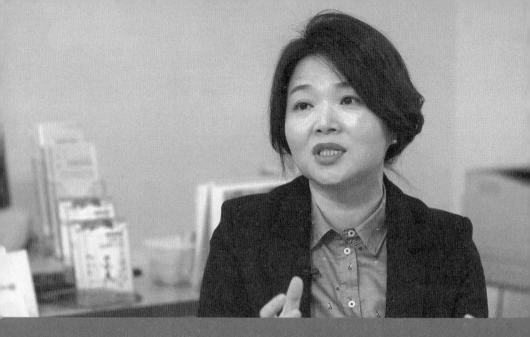

**이순영 아주대학교 의과대학 예방의학교실 교수, 한국역학회 회장**

1963년생. 연세대학교 의과대학을 졸업하고 동 대학원에서 보건학 석·박사 학위를 받았습니다. 경기도 고혈압·당뇨병 광역교육센터장을 역임하면서 만성질환 관리모델의 확립에 힘써왔습니다. 특히 의료기관과 지역사회의 협업 관계를 통해 한국형 만성질환 관리모델의 방향을 제시했습니다.

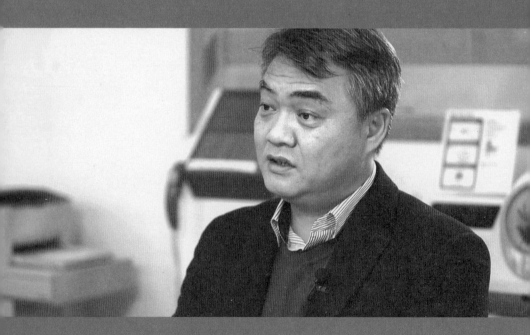

**이원영 중앙대학교 의과대학 예방의학교실 교수, 광명시 고혈압·당뇨병 등록교육센터장**

1969년생. 한양대학교 의과대학을 졸업하고 서울대학교 보건대학원에서 보건학 석사, 한양대학교 대학원에서 예방의학 박사학위를 받았습니다. 경기도 광명시 고혈압·당뇨병 등록교육센터장을 역임하면서 고혈압·당뇨병 노인 환자들에게 매달 소액의 진료비 및 약제비 지원이 투약 순응도를 높이고 사망률과 합병증 발생률을 감소시켜, 비용 대비 편익비가 1.4배에 이를 정도로 경제성이 좋다는 연구 결과를 밝혔습니다.

# 심뇌혈관질환의 씨앗,
# 고혈압과 당뇨병을 관리하다

이순영 한국역학회 회장 · 이원영 광명시 고혈압 · 당뇨병 등록교육센터장

우리나라의 만성질환 관리사업 중 가장 대표적인 것은 2007년 질병관리청 주도로 시작된 '고혈압·당뇨병 등록 관리사업'[66]입니다. 이 프로젝트는 각 지역의 보건소와 해당 지역의 병·의원, 약국들이 서로 협력하여, 고혈압 및 당뇨병 환자들을 지속해서 돌보는 것을 목표로 합니다. 이 사업은 일차 의료기관 이용률 향상, 지속 치료율 향상 등 등록환자들의 건강 상태가 개선되는 성과를 거두었고, 2018년 현재 전국 25개 지자체의 의료기관과 약국 약 3,500곳, 고혈압·당뇨병 환자 40여만 명이 참여하고 있습니다.

이 프로젝트의 참여자들은 기존 방식으로 진료받고 투약 지도를 받던 환자들에 비해 투약순응도가 더 높아졌고, 그 결과 사망률과 합병증(급성심근경색, 뇌졸중, 신장병)으로 인한 입원율이 통계적으로 유의하게 감소한 것으로 나타났습니다. 우리나라의 만성질환 관리사업 중 선구적 역할을 하는 이 사업은 심뇌혈관질환 합병증을 예방하는 효과가 실제로 확인되었다는 점에서 큰 의미가 있습니다.

이 프로젝트가 성과를 거둘 수 있었던 배경에는 광명시 '고혈압·당뇨병 등록교육센터'의 센터장이었던 이원영 교수의 노력이 있었습니다. 영국에서 국립보건서비스(NHS, National Health Service) 시스템을 연구하고 돌아온

이원영 교수는 기존의 '고혈압·당뇨병 등록관리사업'을 더 효과적으로 운영할 수 있는 방법을 찾기 위해 영국의 '건강 리더[67] 프로그램(patient expert program)'을 광명시에 도입하였습니다. 지금도 이원영 교수는 우리 실정에 맞는 만성질환 관리 방법을 모색하기 위한 연구를 계속하고 있습니다.

전국에 풀뿌리처럼 존재하는 보건소와 지역의 병·의원, 그리고 약국이 서로 협력하여 고혈압·당뇨병 환자들을 '고혈압·당뇨병 등록교육센터'에 등록시키고, 환자교육 프로그램을 통해 합병증과 사망률을 낮춘 이 사례는 〈생로병사의 비밀〉 '풀뿌리 의료의 작은 기적'(2019년 1월 9일 방송)에 소개되었습니다.

만성질환 환자는 심뇌혈관질환 등 심각한 합병증에 취약합니다. 따라서 합병증을 예방하기 위해, 최소한의 비용을 들여 장기적으로 관리할 수 있는 프로그램이 필요합니다. 우리나라 만성질환 관리사업의 현황과 앞으로의 과제를 알아보기 위해 한국역학회 회장이자 경기도 고혈압·당뇨병 광역교육센터장인 이순영 교수, 그리고 광명시 고혈압·당뇨병 등록교육센터장인 이원영 교수를 만났습니다.

# interview

고혈압·당뇨병은 치료뿐만 아니라 꾸준한 관리도 무척 중요합니다. 개인적으로 고혈압·당뇨병을 관리하는 것으로는 부족하고 국가 차원에서 관리하는 시스템이 필요하다고 생각하게 되신 계기가 있습니까?

**이원영** 개인적으로 관심을 가지기 시작한 것은 2009년쯤이었습니다. 그때 당시에 혈압이나 당뇨병에 아주 좋은 약이 있는데도 고혈압 진단을 받은 주변 친지들이 약을 꾸준히 드시지 않았습니다. 결국 몇 분이 뇌졸중 진단을 받거나 돌아가시기도 했습니다. 그래서 '이게 왜 그럴까? 현대 의학으로 충분히 치료될 수 있는 병인데'라는 의문을 가졌습니다. 상갓집이나 병문안 가서 들어보니까 고혈압 가진 분들이 처음에는 약을 먹다가 조절이 잘 되면 안 드시는 문제가 있었습니다.

그래서 이 부분에 대해 환자교육이 필요하겠다고 생각했습니다. **특히 의사들과 약사들이 환자들한테 꾸준한 약물복용과 건강한 식사와 운동을 할 수 있도록 적극적인 교육과 상담이 필요하다고 생각했습니다.** 그런데 현실을 보니까 의료기관과 약국이 바쁘다 보니까 고혈압·당뇨병 약물복용과 식생활에 대한 교육이 잘 이루어지고 있지 않습니다. 그래서 '이래서는 안 되겠다. 뭔가 국가가 개입해야 하지 않겠느냐'고 생각했습니다.

이론적으로 국가가 개입해야 하는 이유는 이게 기본적으로 교육이기 때문입니다. 고혈압이나 당뇨병을 관리하기 위해서는 약도 꾸준히 먹어야 할 뿐 아니라 생활 습관도 바꿔야 합니다. 그런데 실제로는 잘 실천을 안 하다 보니까 합병증이 생기게 됩니다. 사람들이 아프면 찾아가서 진료도 받고 생활 습관도 개선할 텐데, 고혈압·당뇨병이 초기에는 증상이 없어서 사람들이 관리의 중요성을 모르는 것입니다.

그런데 고혈압·당뇨병 교육을 시장에 맡겨놓는 게 바람직할까요? 예를 들어 고혈압·당뇨병 교육을 받으려면 환자가 돈을 내야 하는 식이라면 사회적으로 바람직한 수준의 서비스 수요나 공급이 일어날 수 없습니다. **그래서 우리나라가 고등학교 의무교육을 시행하듯이, 고혈압·당뇨병 교육도 국가가 적극적으로 개입해서 교육할 필요가 있습니다.** 이러한 교육을 가치재라고 표현할 수 있습니다. 그래서 현실적인 방법으로 지역의 유일한 보건 공공기관인 보건소 사업에 참여해야겠다고 생각해서 고혈압·당뇨병 등록관리사업을 시작했습니다.

'고혈압·당뇨병 등록관리사업'이라는 프로그램이 있다는 것을 처음 듣는 분들도 많을 것 같습니다. 어떻게 이 사업을 시작하게 되셨습니까?

**이원영** 광명시 고혈압·당뇨병 등록관리사업 모델은 일종의 집단지성이 만들어낸 작품입니다. 이런 문제의식에 공감했던 예방의학 교수들, 현장의 의사들, 보건소 직원들이 자발적인 지역협력 모델을 만든 것이었습니다. 의사들이 고혈압·당뇨병 환자를 열심히 진료한 후 보건소로 보내면, 보건소가 그 환자들을 교육하고 상담한 후 다시 병원에 열심히 다닐 수 있도록 안내하는 협력모델이 만들어진 것입니다. 최초의 모델은 2007년 대구광역시에서 시작되었고 2년 정도 시행했는데, 대구광역시가 광역 단위라서 협상 파트너가 너무 많고 복잡했습니다.

그래서 당시 질병관리본부(현 질병관리청) 과장이 기초 지방자치단체 중 조금 작은 단위에서 밀도 높게 해보면 사업수행이 잘 될 것 같다고 해서, 저한테 사업을 맡아달라고 제안했습니다. 마침 경기도 광명시가 중앙대 의대 예방의학교실 학생들의 실습 지역이었습니다. 그래서 저는 대구광역시에서 최초로 시행했던 사업 경험을 약간 수정해서 경기도 광명시에 적용해 고혈압·당뇨병 등록관리사업을 시작했습니다.

사업을 시작하니 참여한 광명시민들의 호응이 좋았습니다. 특히 65세 이상 노인의 경우에는 진료비 1,500원, 약제비 2,000원이 감면되니까 실제로는 본인 부담금을 덜 내게 된 것이나 마찬가지입니다. 사업 초기부터 광명시의 거의 모든 노인이 참여했다고 볼 수 있습니다.

그런데 의사들은 처음에 이 사업에 참여하는 것을 조금 주저했습니다. 왜냐하면 이 사업이 환자들한테는 진료비·약제비 감면 혜택을 주었지만, 의사들한테는 특별한 인센티브가 없었기 때문입니다. 다행히 1년도 지나지 않아서 많은 광명시 의사들이 이 사업에 참여하게 되었습니다. 진료비 감면 혜택을 받은 환자가 보건소에서 교육을 받은 후, 동네 병·의원을 더 열심히 다니게 되었기 때문입니다. 지역 의료계의 오해가 풀어지면서 광명시 고혈압·당뇨병 등록관리사업이 본격화되었습니다.

광명시민들의 호응도가 굉장히 높았습니다. 특히 어르신들 같은 경우에는 보건소에서 간호사, 영양사, 운동 처방사가 굉장히 헌신적으로 무료 교육과 상담도 해주니까 자식보다 더 낫다는 말씀도 했습니다. 이렇게 입소문이 나면서 고혈압·당뇨병 등록관리사업은 지역사회에 없어서는 안 되는 것으로 인식되었습니다. 의사들도 자기 환자들에게 이 사업에 참여하게 되어서 좋고

고맙다는 말씀을 많이 듣다 보니, 이 사업에 대해 호의적인 태도를 보이게 되었습니다.

대구광역시에서 시작되어 경기도 광명시에서 모델을 확립한 고혈압·당뇨병 등록관리사업은 현재 전국 25개 지역으로 확대되었습니다. 이 사업에 참여하는 의원, 약국, 보건소, 환자는 하나의 협력 공동체, 지역 공동체를 구성하고 있습니다.

10년 넘게 고혈압·당뇨병 등록관리사업을 운영해오셨는데, 성과는 어땠나요?

**이원영** 저희가 사업 시작한 지 10년이 지난 현시점에서 효과평가를 두 번 정도 했습니다. 사망률이 사업을 하지 않는 다른 지역에 비해 약 1.5% 줄고, 뇌졸중이나 심근경색으로 생기는 입원율도 약 1% 정도 줄었습니다. 사업 참여자 30만 명으로 환산하면 450명의 사망자가 줄고, 심뇌혈관 중증질환 합병증을 피한 분들이 300명 되는 셈입니다. 생명이 연장되므로 생산성이 커지고 합병증이 생기지 않은 것이어서 의료비 절감도 크다고 볼 수 있습니다.

경제성 평가까지 해보았는데, 고혈압·당뇨병이 있는 노인 30만 명을 관리하려면 교육센터도 만들고 진료비 보조도 해주어야 하니까 5년에 약 500억 원 정도가 듭니다. 그런데 입원비 절감이나 노동 생산성 향상을 고려해 계산하면, 이 사업으로 인한 사회적 편익이 약 700억 원에 달합니다. **그래서 고혈압·당뇨병 등록관리사업은 경제성도 갖추고 있다고 판단하고 있습니다.**

이 사업은 지역의 보건 의료 기관을 활용한 한국형 만성질환 관리체계 모델이라고 평가할 수 있을 것 같습니다. 특히 이 모델은 환자, 병·의원, 보건소 등 각 주체가 적극적으로 참여하고 있다는 게 인상적입니다.

**이원영 저는 이 사업이 상당히 경제성 있는 한국형 만성질환 관리사업이라고 생각합니다.** 고혈압·당뇨병 등록관리사업은 우리나라 일차 의료를 활성화하는 측면도 있습니다. 왜냐하면 진료비 감면 혜택을 받으니까, 환자가 한 병원에 주치의를 정해놓고 매달 한 번씩 가서 고혈압·당뇨병 외의 다른 문제도 함께 진료받기 때문입니다. 광명시에서 이 사업에 참여하는 환자들은 한번 다니기 시작한 병원을 바꾸지 않는 경향이 강합니다.

그리고 이 사업에 참여하는 분들은 진료비·약제비 감면 혜택을 받으니까 큰 병원에서 수술받은 이후에도 지역병원에서 고혈압·당뇨병 약을 받습니다. 지역병원은 접근성이 좋아서 환자들의 투약순응도가 높아집니다. 그러면 고혈압·당뇨병 관리가 잘 될 가능성이 커지고, 합병증이 생겨서 큰 병원으로 가는 일도 막아주게 됩니다.

이 사업에 참여하는 어르신들한테 지원되는 진료비·약제비 감면금액은 다 합쳐서 계산해봐야 1년에 1인당 약 3만 5,000원밖에 되지 않습니다. 고혈압·당뇨병 합병증이 생긴 다음에 3만 5,000원 정도의 금액은 아무 의미가 없습니다. 이 비용을 미리 지급하면서 일석사조(一石四鳥)의 효과를 거둔다고 생각합니다. **첫째, 환자들에게 미리 3만 5,000원 감면 혜택을 드려서 약이라도 열심히 드시게 합니다. 둘째, 보건소에서 고혈압·당뇨병 관리교육도 해서 합병증을 예방합니다. 셋째, 진료비 약제비가 감면되니까 단골 약국, 단골 주치의가 생겨서 좋습니다. 넷째, 작은 병을 큰 병원에 가지 않고 지역병원에서 관리하니까 우리나라 일차 의료 확립에도 기여하고 있는 것입니다.**

이 사업은 지역의 의사들로서는 인센티브가 없는데도 잘 받아들이고 있습니다. 또 보건소에서도 업무가 더 늘어나게 되는 것이니 처음에는 달가워하지 않았을 것 같아요. 그런데도 결과적으로 의미 있는 성과를 올릴 수 있었습니다. 지역의 의사와 보건소의 협력도 중요한 성공 요인 중 하나라는 생각이 듭니다.

**이원영** 첫 번째는 3만 5,000원 (매번 3,500원 감면되고, 10번 정도 의료기관을 방문하는 경우)의 기적입니다. 어르신 환자들이 자기 질병 관리에 대한 동기 부여가 많이 되어 있습니다. 왜냐하면 자신이 뇌졸중에 걸리고 심장에 문제가 생기면 자식들한테 부담이 가기 때문입니다. 그래서 고혈압·당뇨병 약도 열심히 먹고, 고혈압·당뇨병 교육도 열심히 참여한 것입니다. 게다가 1년에 3만 5,000원 진료비 감면 혜택이 주어지니까 그 기회를 충분히 활용하려 한 것입니다. 환자들한테는 중증질환을 예방할 기회의 창이 열린 것입니다. 그것이 굉장히 중요한 동력이었다고 생각합니다.

**두 번째는 지역 의사들이 공공 의료사업에 협력한 것입니다.** 지역 의사는 정말 바쁩니다. 진료하고, 검사하고, 행정 일 처리하느라 일이 참 많습니다. 그런데 고혈압·당뇨병 등록관리사업은 의사들한테 크게 부담을 주지 않았습니다. 의사들은 이 사업에 참여한 환자들의 정보를 간단하게 입력하는 것 외에는 큰 의무사항이 없었습니다. 환자들에게는 진료비·약제비 감면 혜택을 주었지만, 의사들한테는 돈을 지급하지 않았습니다. 그렇지만 의사들한테 부담을 덜 주니까, 의사들도 이 사업에 반대하지 않았습니다. 그렇게 자연스럽게 보건소와 지역 병·의원 사이에 협력관계가 시작되었습니다.

**세 번째는 지역사회의 참여입니다.** 지역 의사회와 약사회 임원들이 자기 지역의 일이라서 관심을 가지고 적극적으로 참여한 측면이 큽니다. 지역사회의 건강관리라는 공통요소를 중심으로 보건소와 지역 병·의원 사이에 여러 가지 방식으로 협력이 이루어졌습니다. 이런 협력 경험들이 축적되다 보니까 이 사업이 성공에 이르게 되었습니다.

**네 번째는 보건소에서 고혈압·당뇨병 교육하는 간호사, 영양사들의 헌신**

**과 전문성입니다.** 저희가 고혈압·당뇨병 교육을 담당하는 건강 코디네이터 들을 전국적으로 모아서 전문적인 교육을 많이 했습니다. 이 사업을 담당하 는 우리 간호사들과 영양사들이 아마 우리나라에서는 고혈압·당뇨병 임상 경험이 가장 많은 교육전문가일 것입니다.

이 프로젝트의 내용을 보면, 참가하는 환자들끼리 서로 돕는 모임을 만들게 되어 있 어요. 만성질환에 대해 교육을 받은 환자가 '건강 리더'가 되어 환자들 모임을 주도하 면서 다른 환자들에게 도움을 주는 방식인데요. 같은 질병이 있는 환자들끼리 서로 돕는다는 점에서 큰 장점이 있다는 생각이 듭니다. 이 '건강 리더'라는 개념을 도입하 신 이유는 무엇인가요?

**이원영** 건강 리더는 영국에서 가져온 프로그램인데, 환자가 경험의 전문 가라는 것입니다. 그 환자가 겪은 경험은 그 누구도 이야기해줄 수 없는 부분 입니다. 의사도 이야기해줄 수가 없고, 간호사도 이야기해줄 수 없습니다. **눈 높이에서 교육이 가능한 게 건강 리더의 큰 장점입니다.**

그래서 광명시 고혈압·당뇨병 등록 교육센터에서 건강 리더를 양성하기 시작했습니다. 저희가 2회 정도 시험 치고 교육하면서, 건강 리더가 자조 모 임 매뉴얼에 따라 10명 내외 환자 자조 모임을 주도하게 됩니다. 물론 지식습 득 효과 면에서 환자 자조 모임을 건강 리더가 아닌 간호사 등 전문가가 주도 하는 경우보다 떨어질 수 있습니다. 그렇지만 건강 리더가 주도한 자조 모임 에 참여한 환자들은 자가관리에 대한 동기부여가 더 많이 됩니다. 왜냐하면 '저 건강 리더처럼 나도 만성질환을 잘 관리할 수 있겠네'라고 역할 모델을 통 해 동기부여가 된다는 것입니다. 그리고 건강 리더가 정서적인 지지도 줄 수 있습니다.

예를 들어 당뇨병 진단을 받은 주부가 있어요. 어떤 경우에는 혈당조절을 위해 자신은 먹으면 안 되는 음식을 남편과 자식들을 위해 만들 수밖에 없습니다. 이런 하소연을 남편이나 자식들한테는 하기 어렵습니다. 하지만 고혈압·당뇨병 등록 교육센터의 자조 모임에 오면 같은 환자로서 이야기를 할 수 있으니까 마음이 풀리기도 합니다. 또 그런 경험을 했던 건강 리더의 이야기를 들을 수도 있습니다.

건강 리더의 활용은 비용도 거의 들지 않습니다. 건강 리더들은 자원봉사자로 충분히 모집할 수 있기 때문입니다. 광명시 경험으로 보면 건강 리더들은 본인들이 자조 모임을 주도해야 하므로 오히려 평소보다 자가관리를 더 철저하게 할 수밖에 없으니 그만큼 건강해진다는 것입니다. 또한 누군가를 도와줄 수 있다는 생각 때문에 보람을 느낀다는 것입니다.

광명시 같은 경우에는 100명 정도만 건강 리더로 양성하면, 이분들이 1년에 30명 정도만 교육해도 10년만 지나면 이 지역의 고혈압·당뇨병 환자들 전체를 다 교육할 수 있습니다. 그렇게 지역의 건강공동체를 만들어내는 것입니다. 괜히 큰 병원에 가서 교육받을 필요가 없습니다. 건강 리더가 자가 관리할 수 있는 동기를 부여하고, 보건소에서 전문적인 만성질환 관리교육을 하고, 지역 병·의원 의사가 잘 진료하고, 환자가 약 꾸준히 먹으면 고혈압·당뇨병 관리가 잘 될 것입니다.

고혈압·당뇨병 등록관리사업에서는 보건소가 큰 역할을 하고 있습니다. 이번 코로나 19 대유행을 겪으면서 보건소의 중요성이 널리 인식되었지만, 예전에는 보건소에서 어떤 일을 하는지 잘 모르는 사람들도 많았던 것 같습니다.

**이원영** 고혈압·당뇨병 등록관리사업의 핵심 요소 중 하나는 보건소라는 공공자원입니다. 보건소 조직은 1940년대 미군정 시기에 들어왔습니다. 그 당시 우리나라 보건소는 예방접종 사업이나 감염병 관리 등의 기능을 수행했는데, 이후에 미국이나 다른 국가들은 보건소를 다 없앴습니다. 그런데 우리나라는 보건소를 계속 유지했습니다.

이번 코로나19 대유행 상황에서 보건소가 너무 큰 역할을 하지 않았습니까? 만성질환 관리도 마찬가지입니다. **현재 우리나라 일차 의료기관들만으로는 만성질환 관리가 잘 안 되기 때문에 보건소가 그 부분을 관리해야 합니다.**

기본적으로 만성질환 관리라고 하는 것은 약을 꾸준히 먹어야 한다는 것과 식생활 습관을 개선해야 한다는 것입니다. 모두 다 이 부분을 잘 알고 있지만, 실천이 안 되는 것이잖아요. 이 문제를 가지고 임상 의사, 사회의학자, 간호학 교수들이 많은 연구를 한 결과, 실천하지 못하는 사람은 자기효능감이 떨어진다는 것입니다. 자기 자신에 대한 신뢰가 부족하다는 것입니다. 그래서 심리학자들과 사회학자들이 주장하는 것은 지식이나 기술을 가르치는 것도 중요하지만, 자기 스스로 관리를 잘할 수 있다는 확신을 심어주는 프로그램이 이루어져야 한다는 것입니다.

그런데 우리나라는 보건소가 이런 기능을 지금까지 해왔으니까 만성질환 관리를 더 잘할 수 있다고 생각합니다. 미국과 유럽에도 공공클리닉이 있습니다. 하지만 이 공공클리닉의 기능은 우리나라 보건소와 많은 차이가 있습니다. 영국의 공공클리닉은 의사 3~4명이 진료하지만, 이 사람들은 기본적으로 찾아가는 서비스를 제공하지 않습니다. 의사로서 방문하는 환자를 관리할 뿐이지, 자신이 지역에 가서 환자 집단교육을 한다는 개념이 전혀 없습니다. 그냥 개인적으로 진료하고 약 주는 것입니다.

저도 영국에서 2년 공부할 때 고혈압이 있다 보니까 주치의한테 진료받으러 갔어요. 그런데 진료실에서 "짠 것 먹지 마세요"라는 식의 말은 전혀 듣지 못했고, 약만 받고 그냥 웃으며 인사만 하고 나왔습니다. 물론 외국인이니까 그럴 수도 있지만, 주치의가 2천 명당 1명씩 진료하면 되니까 환자를 열심히 교육해야 할 이유가 없는 것입니다. 그리고 고혈압 교육을 듣고 싶어도 그런 프로그램이 영국의 지역에는 전혀 없습니다.

그래서 '왜 영국에는 보건소가 없지?'라는 의문을 가졌습니다. 한국에 있을 때는 보건소가 있는 게 당연한 일이었는데, 영국에는 보건소가 아예 없었습니다. 또 영국에는 지역의 고혈압·당뇨병 환자들을 모아서 자조 모임이나 요리 교실 등의 프로그램을 할 만한 조직이 없습니다. 그런데 우리나라 보건소는 이런 게 가능합니다. 한국에는 보건소라는 역사와 전통이 있는 좋은 조직이 있으니까, 만성병 관리에 있어서도 보건소가 중심적인 역할을 할 수 있다고 생각합니다.

코로나19 대유행 때에는 우리나라 보건소가 아주 큰 역할을 했습니다. 그런데 코로나19와 같은 감염병과 달리, 만성질환은 지역단위에서 보면 일반 병·의원과 역할을 나누어야 하는데요. 어떤 방식으로 역할을 분담하는 것이 바람직하다고 보십니까?

**이원영** 코로나19 대유행 상황에서도 영국은 환자 조기 발견과 격리가 잘 이루어지지 않았습니다. 보건소가 없기 때문이었습니다. 우리나라는 보건소가 지역마다 있으니까 바로 검사도 가능하고, 역학조사와 격리도 가능했습니다. 영국의 지역병원 의사들은 오는 환자를 진료하고 자기 환자를 관리하는 데만 익숙합니다. 지역요양병원에 환자가 발생하면, 영국의 지역 의사들은 그 요양병원을 방문해서 역학조사하고 분류하는 일을 중앙정부의 지시가 내려올 때까지 기다립니다. 영국이 코로나19 대유행 초기 요양병원 환자가 발생했을 때 역학조사하고 격리하는 데 거의 3주가 걸렸다고 합니다. 그러니까 코로나19 감염이 그렇게 확산할 수밖에 없었습니다.

그런데 우리나라는 보건소가 있으니까 조기 발견, 조기 격리가 가능했습니다. 질병관리청과 현장 보건소의 협력이 필요합니다. 이번 코로나19 대유행 상황에서 질병관리청이 국민으로부터 엄청난 지지와 신뢰를 얻지 않았습니까? 이번 코로나19 K-방역의 성공에 힘입어서 질병관리청과 보건소가 만성질환 관리 프로그램을 만들면 우리나라가 외국보다 훨씬 더 좋은 결과를 낼 수 있을 것입니다.

질병관리청 같은 경우에 코로나19 대유행에 대응하기 위해서 인원도 늘고 조직이 많이 커졌습니다. 그런데 코로나19 관리가 일단락되면 늘어난 인력과 조직을 효율적으로 활용할 필요가 있습니다. 질병관리청의 전문적인 인력들이 만성질환 관리에 투입되면 국가가 많은 돈 들이지 않아도 한국형 만성질환 관리 시스템을 만들 수 있다고 생각합니다. 이미 전국 25개 지역에 자리 잡은 고혈압·당뇨병 등록 관리사업도 이러한 새로운 한국형 만성질환 관리 시스템 형성에 일조할 수 있다고 생각합니다.

**민간병원과 보건소의 유기적인 역할 분담도 필요합니다.** 일차 의료를 확립하기 위해 공공 병·의원을 만드는 것보다는 기존 민간 병·의원의 공공성을 확보하는 것이 더 중요합니다. 보건소가 지역주민의 건강을 위한 큰 틀을 만들어서 이끌고, 지역의 민간 병·의원이 협력하면 우리나라 의료체계의 공공성이 강화될 것입니다.

병원이 환자 한 명을 치료한다고 하면, 보건소는 지역 집단의 건강을 관리하는 역할을 나눠서 합니다. 보건소는 지역민들의 건강 데이터를 가지고 있어서, 지역 치료공동체의 플랫폼 역할을 하면서 환자 맞춤형 접근방법을 찾아낼 수 있습니다. 병원과 보건소가 함께 갈 때, 감염병 관리와 마찬가지로 만성질환 관리도 성공할 수 있습니다. 이 두 영역이 잘 조화되면 새로운 한국형 만성질환 관리 시스템이 만들어질 수 있습니다.

고혈압·당뇨병 등록관리사업은 현재 25개 지자체에서만 실시되고 있는데요. 이 사업을 전국으로 확대하면 우리나라 고혈압·당뇨병 환자 관리를 좀 더 효율적으로 할 수 있을 것 같습니다. 그런데 시범사업을 시작한 지 10년이 넘었는데 아직 전국으로 확대되지 못했습니다. 그 이유는 무엇입니까?

**이원영** 지역에서는 지금도 고혈압·당뇨병 등록관리사업을 하고 싶다는 데가 많습니다. 지방자치단체 시장들은 이 사업을 선호합니다. 환자들이 좋아하고, 의사들도 반대할 이유도 없고, 약사들도 잘 동참하기 때문입니다.

**그런데 정부가 이 사업을 전국으로 확대하려면 재원이 문제가 됩니다.** 전국에 300~400만 명 등록한다고 치면, 중앙정부와 지방정부가 매년 2,000억 원 정도를 투자해야 합니다. 2,000억 원을 5년 동안 투자하면 1조 원인데, 저희가 이 사업의 경제성을 평가했을 때 4,000억 원 정도의 의료비가 절감되는 효과가 있습니다. 그런데 중앙정부로서는 당장 2,000억 원이라는 비용을 마련해야 하니까 부담감이 조금 있겠지요. 또 현재 이 사업의 재원이 건강진흥기금인데, 이 기금에서 나올 수 있는 돈이 한정되어 있는 게 현실적인 문제입니다.

저는 기금이 부족하다면 국가 예산을 투입할 수도 있다고 생각합니다. 이 사업은 장기적으로 경제성이 있어서 전국 확대 실행 여부는 정치적 의지의 문제라고 봅니다. 이 사업의 전국 확대를 통해 우리나라 건강보험 재정을 절감할 수도 있고, 건강이 나빠져서 발생할 수 있는 노인 빈곤 문제도 예방할 수 있기 때문입니다. 우리가 의무교육을 하듯이 국가가 이 사업을 전국으로 확대해야 한다고 생각합니다.

현재 고혈압·당뇨병 등록관리사업이 전국으로 확대되지 못한 상황에서, 성격이 전혀 다른 '일차 의료 만성질환 관리 시범사업'이라는 모델이 논의되고 있습니다. 그 이유는 무엇인지, '일차 의료 만성질환 관리 시범사업'이 어떤 내용인지 궁금합니다.

**이순영** 2007년 대구에서 시작된 고혈압·당뇨병 등록관리사업은 처음에 시범사업의 형태로 출발했고, 2012년 25개 지자체로 확산한 이후 지금까지도 시범사업에 머무르고 있습니다. 이 사업은 사실 만성질환 관리 모델이라는 학술적 모형에서 출발한 것인데, 2010년 이후에 이 사업과 조금씩 성격이 다른 변형된 모델들이 나오기 시작했습니다.

재원이 어디냐, 지원금 인센티브를 의사한테 주느냐 환자한테 주느냐, 환자교육을 의사나 코디네이터가 하느냐, 아니면 지역 보건소에서 하느냐에 따라 조금씩 변형된 형태의 모델이 나오게 된 것입니다. 지역주민의 대표적 만성질환인 고혈압, 당뇨병을 관리한다는 목표는 같지만 어디에 돈을 써서 이 목표를 달성할 것인가 방법에 차이가 있는 것입니다. 이와 같은 만성질환 관리 모델에 대한 논란이 과거 10년 동안 계속 있었고, 지금은 각 모델을 통합 정리하려는 과정으로 가고 있습니다.

현재 통합 논의가 이루어지고 있는 일차 의료 만성질환 관리 시범사업에서는 지역 병·의원에 환자가 오면 의사가 표준화된 교육을 제공하는 방식입니다. 지역 병·의원 의사가 상담료를 받고 정해진 틀 안에서 환자한테 짧게는 10분씩, 길게는 30분간 교육하는 것입니다. 솔직히 말해서 우리나라 일차 의료 환경에서 이런 방식으로 환자의 자가관리를 효과적으로 교육, 상담할 수 있다고 생각되지 않습니다. 지금 논의되고 있는 통합 일차 의료 만성질환 관리사업은 제가 볼 때는 그냥 의료적 모델의 연장선입니다.

**지금까지 나온 연구에 의하면 만성질환을 효과적으로 관리하기 위해서**

는 병원을 벗어나 지역단위로 접근해야 하고, 그래야 성공을 이끌 수 있다는 근거들이 제시되고 있습니다. 의사와 환자와의 관계에만 머무르지 말고 지역 내 영양전문가, 운동전문가, 교육 전문 간호사 등 지역 현장의 인적 자원과 함께 팀으로 환자를 관리하라는 것입니다.

이를 구현하기 위해서 지역에 전문 교육센터라는 공공기관이 필요하다는 것이고, 그래야만 실제로 환자에게 실질적 도움이 되는 교육과 상담을 할 수 있다고 생각합니다. 이 방식으로 기존 고혈압·당뇨병 등록관리사업이 지난 10여 년 시범사업으로 이미 구현하고 증명한 것입니다.

현재 논의되고 있는 일차 의료 만성질환 관리사업보다 기존 고혈압·당뇨병 등록관리 사업이 더 효과적이라고 보시는 것인데요. 어떤 점에서 더 효과적이라고 판단하시는 것입니까?

**이순영 저는 만성질환 관리 모델이 의사나 국가 중심이 아니라 환자 중심으로 발전해야 한다고 생각합니다.** 의사의 역할은 환자를 진료하고, 잘 관리가 되는지 모니터링하고, 동기부여를 하는 역할만으로도 훌륭하다고 생각합니다. 그리고 의사의 판단하에 만성질환 관리교육이 필요한 환자들은 전문센터에 교육을 의뢰하는 것이 사회 전체적으로 효율성을 높이는 방식입니다. 그러면 지역 보건소의 전문센터에서 개별 만성질환 환자에 맞춤형으로 교육하도록 합니다.

맞춤형 교육 역시 훈련과 전문적 기술을 필요로 합니다. 질병에 대한 지식뿐 아니라 식습관, 운동 습관 등을 구체적으로 지도하는 것입니다. 따라서 구체적인 교육 기술을 의사보다는 관련 인력들이 전문성을 높여서 시행하도록 하는 것이 더 효율적입니다. 또한 환자들이 만성질환으로 진단받으면 평생 관리가 필요하다는 부담감으로 인해 심리적인 어려움을 겪는 경우도 많습니다. 그래서 환자들끼리의 소통도 정말 중요한데요. 지역 내 누구나 참여할 수 있는 고혈압, 당뇨병 등록 교육센터는 함께 교육받고 소통하는 창구가 되고 환자들 간의 네트워크를 제공하기도 합니다.

이런 부분은 지역 병·의원에서 채워주기 어렵습니다. 그래서 지역 보건소가 담당하는 고혈압·당뇨병 등록관리사업 모델이 현재 논의되고 있는 일차 의료 만성질환 관리 통합 모델보다 훨씬 효과적이라고 생각합니다.

이 사업은 보건소와 지역 의사회가 협의하는 방식으로 시작했습니다. 일차 의료를 담당하는 동네 병·의원과 협약을 통해서 보건소가 연계하는 모델이었습니다. 보건소와 동네 병·의원이 따로 가는 게 아니라 협력하면 그 효과가 환자들한테 갈 수 있어서 정말 좋다고 생각했습니다.

환자등록은 환자를 진료하는 의사를 통해서 이루어집니다. 그러다 보니 환자가 의료 쇼핑을 하지 않고 등록해준 의사를 꾸준하게 찾아가서 진료받는 문화가 정착되었습니다. 일차 의료 차원에서 환자와 의사의 관계가 지속되는 효과가 생긴 것입니다.

**고혈압 당뇨병 등록관리사업 모델의 최종적인 목표는 뇌졸중이나 심장질환 같은 주요 합병증 발생을 줄이는 것입니다.** 건강 개선사업의 성과를 평가하기 위해서는 1~2년 정도 짧은 기간으로는 어렵습니다. 보통 5년 이상 기간이 넘어야 사업 평가를 할 수 있는데, 지금 광명시나 경기도 일부 센터들은 뇌졸중과 심뇌혈관질환을 감소시켰다는 매우 긍정적인 결과가 나오고 있습니다. 우리나라에서 수많은 보건사업이 시행되었지만, 고혈압·당뇨병 등록관리사업은 모델로서도 바람직하지만, 무엇보다도 매우 성공적인 결과를 보여준 보건사업 중에 하나라고 생각합니다.

현재 논의되고 있는 '일차 의료 만성질환 관리 시범사업'이 시행되면 기존의 고혈압·당뇨병 등록관리사업 모델은 사라지는 것인가요? 앞으로 우리나라의 만성질환 관리 제도는 어떤 방향으로 나아가야 할까요?

**이순영** 재원 조달이라는 측면에서 고혈압·당뇨병 등록관리사업은 불리한 부분이 있습니다. 현재 논의되고 있는 통합 일차 의료 만성질환 관리 모델은 지역 병·의원 중심으로 이루어지니까 건강보험이라는 단일한 재원을 사용하면 됩니다. 하지만 고혈압·당뇨병 등록관리사업 모델은 국가보조금과 지자체 보조금으로 재원을 마련해야 하는 불안정한 부분이 있습니다. 국고가 50%, 지자체 보조가 50% 매칭되어서 재원이 구성되어 있습니다.

**그래서 재정 자립도가 낮은 지역은 국가지원이 필요할 수 있습니다.** 물론 지금까지 고혈압·당뇨병 등록관리사업을 지속해온 지역들을 보면, 이 사업에 대한 지역주민들의 평가가 워낙 좋아서 지방자치단체에서는 얼마든지 이 사업을 지속해서 지원할 수 있다고 말하고 있습니다. 보통 전국적으로 사업수행을 위한 시범사업을 성공시키기 위해서는 중앙정부의 지원이 매우 중요합니다. 그러나 질병관리청에서 주도해온 고혈압·당뇨병 등록관리 사업의 경우에는 과거 10년 동안 지역에서의 호응에도 불구하고 전국 확대에 힘을 받지 못했습니다. 그래도 고혈압·당뇨병 등록관리사업이 지금까지 지속되어 온 것은 모든 참여자가 애쓴 결과이기도 하고 실제 사업의 성과가 있었다는 것을 입증하는 것이라고 생각합니다.

현재 논의되고 있는 통합 일차 의료 만성질환 관리 모델에서는 기존 고혈압·당뇨병 등록관리사업을 연계하는 안이 제시되지만, 고혈압·당뇨병 등록관리사업의 예산은 책정되어 있지 않습니다. 예산이 없는 것은 연계가 아닙니다. 인력이나 자원에 대해 투자할 수 없는 상황이 되면 이 사업은 앞으로 지속할 수 없을 것입니다.

현재 전국 25개 지자체에 고혈압·당뇨병 등록 교육센터가 있습니다. 지역 보건사업은 중앙의 사업과 방향을 함께 할 때 시너지가 나옵니다. 고혈압·당뇨병 등록교육사업 모델이 만일 전국적으로 시행된다면 각 지역끼리 서로 경쟁하고, 더 좋은 아이디어를 내면서 더 빠르게 발전할 수 있습니다. 그런데 이 사업이 일부 지방자치단체에서만 이루어지다 보니 사업 속도를 내기 힘든 부분이 있었습니다. 지난 10여 년의 성과가 사라지지 않고 이 사업이 전국 256개 보건소까지 확대되면 전국의 모든 만성질환 환자들이 자신의 질병을 이해하고 관리하는 방법을 언제든지 교육받아 자가관리를 성공적으로 할 수 있는 질 높은 한국형 만성질환 질병 관리체계를 확보할 수 있을 것입니다. 이러한 체계는 조만간 세계적으로 가장 고령화된 국가로 예측되는 우리나라에 필요한 체계이고 보건소를 유일하게 가지고 있는 한국에서만 가능한 체계라고 생각합니다.

지역의 병·의원과 공공기관인 보건소가 직접적으로 연대해서 사업을 시작한 것은 고혈압·당뇨병 등록교육사업이 거의 최초였습니다. 이러한 연대가 코로나19 대유행 상황에서도 빛을 발했다고 생각합니다. 코로나19 대유행이 종식된 이후에도 보건소와 지역 병·의원이 연대하고 협력해서 지역에서 만성질환 환자들을 성공적으로 치료하고 관리하는 구조를 마련해갈 수 있기를 기대합니다.

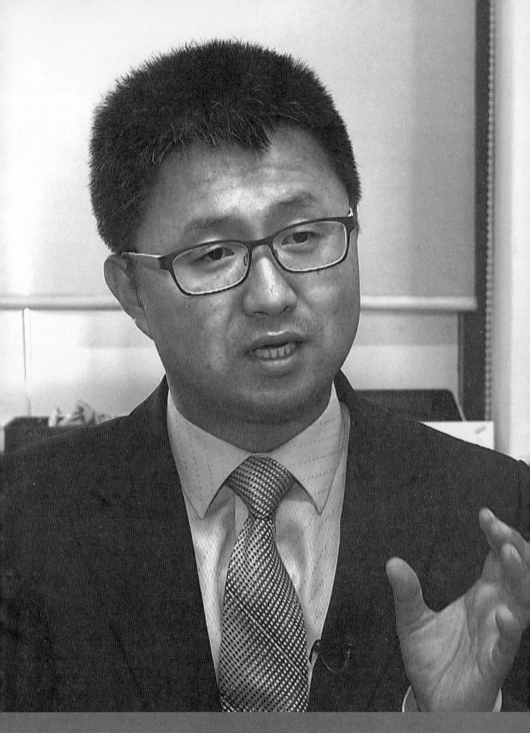

**안기종 한국환자단체연합회 대표**

1970년생. 한양대학교 법학과를 졸업하고 한국백혈병환우회와 한국환자단체연합회 대표를 역임하면서 환자의 권익·안전·복지 증진을 위해 활동해왔습니다. 보장성 확대, 수가 조정 등 건강보험에 관한 중요사항을 심의·의결하는 건강보험정책 최고 의사결정기구인 건강보험정책심의위원회와 환자 안전 증진을 위한 국가환자안전위원회 위원으로서 환자들의 목소리를 정책에 반영시켜왔습니다.

# 한국 의료시스템의 혁신을 위한
# 환자들의 목소리를 듣는다

안기종 한국환자단체연합회 대표

　지금까지 인터뷰한 한국 의료 혁신가들의 눈은 환자를 향해 있었습니다. 그들은 환자의 눈높이에서 의료를 바라보고, 환자의 목소리에 귀 기울이면서 한국 의료의 혁신을 이루어왔습니다.

　이제 코로나19 대유행이 종식되면, 우리는 다시 일상으로 돌아갈 수 있을 것입니다. 하지만 코로나19 대유행이 종식되었다 하더라도 우리는 언제든 다시 닥칠지 모르는 감염병의 대유행도 준비해야 하고, 코로나19 이전에도 우리를 위협했던 중증질환도 되돌아봐야 하고, 고령화와 함께 닥쳐올 의료비 급증에도 대응해야 할 것입니다.

　그리고, 이제 다시 환자들의 목소리를 들어보아야 할 때가 되었습니다. 환자들은 우리나라 의료의 성과와 미래를 어떻게 바라보고 있는지, 안기종 한국환자단체연합회 대표를 만나서 알아보았습니다.

# interview

2015년 메르스 대유행 때와는 달리, 이번 코로나19 대유행 때에는 한국환자단체연합회에서 목소리를 많이 내지 않고 방역 당국에 적극적으로 협조하셨습니다. 사실 중증질환을 갖고 계신 분들은 이번 감염병 대유행 상황에서 두려움을 많이 느끼셨을 것 같은데요.

2015년 메르스 대유행 때는 저희 한국환자단체연합회도 '메르스 극복 국민연대'에 속한 시민단체, 소비자단체, 의료단체들과 연대해서 성명서를 많이 냈었습니다. 그런데 이번 코로나19 대유행 때는 우리 단체에서 성명서를 한 번도 발표하지 않았습니다.

왜냐하면 메르스 유행 때 경험이 있었기 때문입니다. 대규모 감염병 사태가 발생했을 때는 방역 당국과 감염병 전문가들을 믿고 협조하는 게 가장 빠르게 위기를 극복할 수 있는 길이라는 걸 경험했었습니다. 그래서 국민도 열심히 손 씻고 사회적 거리두기에도 참여하고 있고, 시민사회단체도 협조적이었던 것입니다. 저는 이게 중요한 교훈이라고 생각합니다.

코로나19 대유행을 경험하면서 우리나라 국민이 일차 의료, 공공의료의 중요성을 확실하게 인식하게 된 것 같습니다. 공공의료의 역할이나 지속가능성 등에 대해서는 앞으로 활발한 논의가 이루어질 것으로 보입니다.

**이번 코로나19 대유행의 가장 큰 효과 중 하나는 공공의료에 대한 국민적 인식이 굉장히 높아졌을 뿐만 아니라 기존 인식도 바뀐 것이라고 생각합니다.** 공공의료를 누가 어떤 기관에서 하느냐가 중요한 게 아니라, 무엇을 어떻게 하느냐가 더 중요하다는 것입니다. 코로나19 전파를 막기 위해서 국민도 이미 공공의료에 참여했습니다. 열심히 손 씻고, 사회적 거리두기 실천하는 것도 공공의료에 참여하는 것입니다.

현재 우리나라 공공병원이 전체 병원 수의 약 6.4% 정도밖에 되지 않고, 공공병상은 약 9.6% 정도입니다. 그런데 국내 코로나19 대유행이 발생했던 초기에 일부 공공병원과 공공병상으로 코로나19 환자 전체의 70% 이상을 감당했습니다. 공공병원의 저력이 나온 것입니다. 초기 대유행이 지나가면서 민간병원들도 코로나19 환자들을 위한 병상을 제공하면서 방역 당국과 협조했습니다.

코로나19 대유행을 계기로 정부가 공공의료에 재정을 투자할 수 있는 여건도 갖춰졌다고 생각합니다. 하지만 현재 우리나라의 공공병원과 공공병상을 무작정 늘리기는 어렵습니다. 막대한 재정이 투입되기 때문입니다. 예를 들어 700병상 이상 병원을 하나 지으려고 하면 한 2,000억 원 정도 들어갑니다. 그래서 기존 공공병원의 규모를 적정한 수준으로 늘리는 것이 현실적인 방안입니다. 300병상 이상의 병원이 되면 그에 맞는 인력도 확충이 되고 인프라도 갖추게 되기 때문입니다. 이렇게 적정한 규모의 공공병원이 지역에 자리 잡으면 다른 민간병원을 이끄는 역할을 할 수 있습니다.

정부의 재정투자 대상에 공공병원만 포함해서는 안 됩니다. 공공적 의식을 가지고 있는 민간병원도 참여시키는 구조를 갖춰야지 공공의료가 지속할 수 있기 때문입니다. 저는 공공병원을 새로 만드는 것보다는, 민간병원 중에서 공공병원 못지않게 공익적으로 생각하는 병원을 지원하는 게 더 비용 효과적일 수 있다고 생각합니다. 지금도 여전히 단순하게 "공공병원과 공공병상을 얼마나 늘릴 것인가?"라며 정부의 보건의료 정책을 비판하는 분들도 있습니다. 저는 이런 주장에 대해 정부가 너무 휘둘리지 않으면 좋겠습니다.

이번 코로나19 대유행 때 수많은 환자가 고통받는 모습을 보았고, 앞으로 5년, 10년 뒤에도 이런 감염병 대유행이 다시 올 경우를 대비할 필요가 있잖아요. 그래서 저는 정부가 공공병원, 민간병원, 국민이 모두 참여하는 공공의료 모델로 패러다임 전환이 있어야 한다고 생각합니다.

공공의료를 구현하는 방식에서 정부와 민간병원, 그리고 국민이 모두 참여해야만 지속 가능하다고 말씀하셨는데요. '고혈압·당뇨병 등록관리사업 모델'을 보면, 보건소와 지역 병·의원이 서로 협력하는 시스템을 만들고, 주민들이 그 시스템에 참여하여 중증질환을 예방하는 방식을 취했습니다. 그렇게 정부와 민간, 국민이 모두 참여하는 방식이 필요하다는 의미인가요?

공공병원을 늘리기 쉽지 않은 것도 비용 문제이고, 만성질환 관리 모델이 논의되는 것도 미래에 지급될 의료비를 줄이기 위한 것입니다.

그런데 이번 코로나19 상황에서는 검사, 치료, 백신 접종 등에 드는 비용을 전액 국가가 부담했습니다. 그뿐 아니라, 중증질환 환자가 부담해야 하는 의료비도 과거에 비하면 많이 줄어들었습니다. 국민건강보험제도 이야기를 하지 않을 수가 없네요.

제 아내가 2001년에 백혈병 진단을 받았는데, 당시 한 달 표적항암제 글리벡 약값이 300~600만 원 정도였습니다. 그때는 백혈병뿐만 아니라 중증질환에 걸리면 집안 기둥뿌리 뽑힌다고 이야기했고, 실제로 치료를 못 받아서 돌아가시는 분들도 많았습니다. 언론에서도 보도가 많이 되었잖아요. 그런데 최근에는 고액의 의료비 때문에 가계가 파탄되는 경우는 거의 없습니다. KBS 〈사랑의 리퀘스트〉 프로그램이 폐지되었는데, 의료비 과다 지출로 인해 가정 형편이 어려워진 환자 출연자를 구하기 힘들었던 것도 하나의 이유였다고 알고 있습니다. 그만큼 국민건강보험이 좋아진 것이고, 특히 중증질환 환자의 보장성이 강화되었습니다.

현재 백혈병, 림프종, 췌장암 같은 고액의 의료비가 들어가는 30개 중증질환의 건강보험 보장률이 81.3% 정도인데, 이 정도면 사실 선진국 수준이라고 볼 수 있습니다. 전 국민 건강보험이 우리나라에 시행된 지 30년이 넘었는데, 가장 큰 변화라면 의료비를 보조하는 역할 정도에서 지금은 생명을 지켜주는 제도로 발전한 것입니다.

우리나라 건강보험제도가 환자의 의료비를 경감시킨 것은 분명하지만, 환자로서는 여전히 아쉬운 부분이 있을 것 같습니다. 우리나라 건강보험 제도가 개선해야 할 점은 무엇이라고 보십니까?

저는 갑상샘암 환자고, 제 아내는 백혈병 환자인 암 환자 가족이어서 건강보험 제도에 대해서 누구보다 관심이 많습니다. 관심을 가지고 들여다보니까 건강보험의 문제점도 잘 보였습니다. 그래서 제 개인적인 차원에서가 아니라 전체 환자 차원에서 건강보험 개선을 위한 환자단체 활동을 20년 동안 하게 되었습니다.

**우리나라 건강보험 제도의 가장 큰 장점은 모든 국민이 가입되어 있다는 것입니다.** 저소득층이나 건강보험료를 낼 수 없는 분들은 각종 감면 제도도 있고, 체납한 사람들을 위한 구제 제도도 마련되어 있습니다. **또 한 가지 중요**

**한 장점은 건강보험료를 얼마나 내는지에 상관없이 의료서비스는 차별 없이 제공된다는 것입니다.**

우리 건강보험 제도의 단점은 전체 질환에 대한 보장률이 2019년 기준으로 64.2%에 그친다는 것입니다. 치료비가 1억 원 나올 때, 6,420만 원은 건강보험 혜택을 받지만, 나머지 3,580만 원은 여전히 환자가 부담해야 하는 셈입니다. 그런데 환자가 병이 들면 치료비만 필요한 게 아니라 생활비도 필요하잖아요. 그래서 국민건강보험법에는 상병수당이 포함되어 있는데도 불구하고 아직 정부가 시행을 안 하고 있습니다.

그러다 보니까 민간보험에 가입하는 분들이 많이 있습니다. 건강보험에 대한 기대도 있지만, 결국 자신의 의료비는 민간보험이 최종적으로 해결해줄 것이라는 기대 때문입니다. 건강보험제도 하나만으로도 의료비 문제는 해결될 수 있다는 확신이 들어야 하는데, 그러지 못하는 것입니다. 민간보험도 고객이 내는 보험료로 운영되는 것이잖아요.

건강보험료냐, 민간보험료냐의 차이만 있는 것이지 결국 모두 국민이 내는 돈으로 운영하는 것입니다. **그런데 많은 국민이 민간보험에 의지하게 된다면 국가가 운영하는 건강보험 제도에 큰 틈이 있는 것입니다.** 저는 이 부분을 신속히 해결해야 한다고 생각합니다.

**그리고 신약이나 신의료기술을 건강보험에서 신속하게 급여화하는 노력이 필요한데, 그게 조금 부족합니다.** 한 달에 몇 백만 원, 몇 천만 원 들어가는 의료비 부담 때문에 건강보험제도에 대한 기대가 있는 것인데, 생명과 직결된 신약이 효과가 좋으면 약값이 고액이더라도 정부가 알아서 신속하게 건강보험을 적용해주어야 하잖아요. 그런데 환자들이 죽고, 목소리를 내고, 투쟁해야 건강보험 적용이 됩니다.

정부가 건강보험 재정을 적절하게 관리하고, 국민을 설득해서 건강보험료도 적절하게 확보해서 환자들이 의료비 때문에 불안하지 않도록 해야 하는데 아직 그러지 못하고 있습니다. 그래서 우리나라 건강보험 제도가 의료비를 할인해주는 제도에서 멈추지 말고, 어려운 환자의 의료비 전체를 책임지는 안전망 역할을 할 수 있기를 기대합니다.

코로나19가 건강·의학의 범주를 뛰어넘어 2020년에서 2021년까지 전 세계 모든 분야의 가장 중요한 뉴스가 되었다는 것은 놀라운 일입니다. 건강·의학 분야는 항상 사람들의 주요 관심사였지만, 이렇게 오랫동안 전 세계 모든 사람의 눈과 귀가 집중되었던 적은 없었기 때문입니다. 코로나19는 사람들의 생명을 빼앗아가고, 가족들을 비탄에 빠지게 하고, 산업을 멈추게 하고, 의료 붕괴를 우려하게 했습니다. 각 국가의 의학 수준과 의료시스템이 시험대에 올랐습니다.

우리나라는 코로나19 발생 초기, 위기관리에 성공했습니다. 다만, 대유행이 길어지면서 방역에 참여하는 국민의 피로도가 높아졌고, 특히 자영업자들의 피해가 커지면서 사회적 갈등이 고조되었습니다. 우리나라의 임상 의료는 높은 수준이지만, 제약 연구와 개발 부문에서는 아직 선진국 수준에 도달하지 못했다는 사실도 확인되었습니다. 심각한 보건의료 위기에서 우리나라 국민을 지키기 위해서는 의료 기술과 의료시스템의 발전은 물론이고, 연구 능력과 자국 제약 산업의 수준을 높여야 한다는 것을 절실히 깨닫게 되었습니다.

2020년 11월부터 글로벌 제약사들이 코로나19 백신을 만들어 전 세계에 공급하고, 2021년 11월부터 코로나19 치료제가 허가됨에 따라, 2022년에는 코로나19 대유행이 통제될 가능성이 커지고 있습니다. 2021년 11월 현재, 우리나라는 전 국민의 약 80%가 코로나19 백신 접종을 완료하였고, '위드 코로나', 즉 단계적 일상 회복이 시작되었습니다.

코로나19의 종식에 다가가고 있지만, 아직 안심할 수는 없습니다. 감염병의 세계적 대유행이 언제 또다시 시작될지 알 수 없기 때문입니다. 인수공통감염병은 인류의 생활 방식이 바뀌지 않는 한 앞으로도 계속 발생할 것이고, 세계화가 가속될수록 더 빠르게 더 넓은 지역에서 인류를 괴롭힐 것입니다. 정부의 의료 보건정책 담당자와 의료진들은 앞으로 다가올 미래의 또 다른 위협에 대비해야 합니다. 신종 감염병 유행에 신속히 대응하기 위한 국산 백신과 치료제 개발, 그리고 역학조사관과 의료 인프라 확충 등 감염병 대응 역량을 키우는 노력이 필요합니다. 지금부터 포스트 코로나 시대를 준비해야, 언젠가 닥쳐올 수 있는 또 다른 감염병 위기에 더 효과적으로 대처하고 희생을 줄일 수 있습니다.

2020년에서 2021년까지 약 2년 동안, 코로나19로 인한 사망 뉴스가 끊임없이 들려오고, 코로나19가 우리의 일상을 얽어매었음에도, 한국인 사망 원인 제1위는 코로나19 감염으로 인한 사망이 아니었습니다. 우리나라 사람들이 가장 많이 사망하는 질병 1, 2위는 여전히 암과 심뇌혈관질환입니다.

세계에서 가장 빠른 속도로 초고령사회[68]를 향해 가고 있는 우리나라는 앞으로 고령 인구의 폭발적 증가, 고혈압과 당뇨병 등 만성질환 환자의 급증을 경험하게 될 것입니다. 포스트 코로나 시대에 의료 분야에 들이닥칠 퍼펙트 스톰을 미리 준비하지 않고, 가만히 앉아 그 태풍을 그대로 맞는다면 우리 사회는 큰 혼란에 빠질 수 있습니다.

우리나라가 코로나19 대유행 초기에 잘 대처할 수 있었던 원인 중 하나는, 2015년 메르스 방역에 실패한 보건 당국이 앞으로 닥쳐올 미지의 '감염병 X'에 대비하여 적극적으로 훈련을 해왔기 때문입니다. 정부 차원에서 감염병뿐만 아니라 암과 심뇌혈관질환, 고혈압과 당뇨병, 그리고 고령 인구의 폭증에 구체적으로 대비해야 합니다. 암 분야에서는 현재 최고 수준인 의료진들의 역량이 더 강화될 수 있도록, 정부 차원에서 연구비와 연구 인력을 지원하고, 세계적으로 인정받을 수 있는 임상 연구 결과를 끌어내며, 암 치료 신약을 개발해야 합니다. 초고령사회 진입은 이제는 피할 수 없는 현실이라는 것을 인정하고, 국가 단위에서 예방을 위한 의료시스템을 구축해야 합니다.

이 책에서는 한국 의료 각 분야의 혁신가들을 만나, 지금까지 우리나라 의료가 어떻게 발전해왔는지, 현재 상황은 어떠한지, 포스트 코로나 시대에 대비하기 위해서는 무엇을 해야 하는지 알아보았습니다. 그런데 인터뷰를 진행하면서 기억에 남는 구절이 있었습니다. 대부분 의료 혁신가가 한결같이 강조하던 말은 바로 "환자들의 목소리에 귀를 기울였더니 혁신적인 의학적 성과가 따라오더라"라는 구절입니다.

다른 선진국의 성취에만 관심을 가질 것이 아니라, 우리나라 국민과 환자들이 어떤 어려움을 겪고 있는지 차분히 들여다보고 그들의 목소리를 들어야 한다는 이야기입니다. 우리나라 환자들의 호소 속에 우리 의료가 해결해야 할 과제와 해법이 담겨 있습니다. 이 과제를 잘 풀어내면, 의료 분야의 혁신적 성과는 자연스럽게 따라올 것입니다.

지난 2년 동안 우리를 할퀴었던 코로나19 대유행의 시대가 드디어 끝나고, 포스트 코로나 시대가 다가옵니다. 자칫하면 목숨을 잃어버릴 수도 있는 질병의 공포 앞에서 우리가 해야 하는 일은 인간에 대한 성찰입니다. 환자들의 목소리에 귀를 기울이는 일은 인간에 대해 더 잘 이해하기 위한 첫걸음이될 것입니다.

참고
문헌

# 1장

### 이제는 백신과 치료제 국산화를 준비할 때

질병관리청. 코로나바이러스감염증-19(COVID-19) 정보. http://ncov.mohw.go.kr/baroView.do

장철훈. 감염병과의 전쟁, 어디까지 왔나. *Future Horizon*, 44(1):4-9. 2020.

윤정현. 현실이 된 X이벤트: 한국사회의 감염병 대유행 시나리오. *Future Horizon*, 44(2):10-19. 2020.

최영화. 신종감염병에 대한 안전관리, 어떻게 달라졌을까? "세 번의 신종 감염병에 대한 회고". *Future Horizon*, 44(3):20-25. 2020.

대한감염병학회 메르스 백서 편찬위원회. 메르스 연대기. 대한감염병학회. 2017.

고규영, 강석. 코로나19 과학리포트(5) mRNA, 코로나 백신에서 유전자 치료제까지. 기초과학원구원. https://www.ibs.re.kr/kor.do

### 바이러스 연구의 선구자, K-방역의 뿌리가 되다

조혜제·백낙주·이호왕·함의근. 한탄바이러스 감염 백서의 조직병리학적 연구. 대한병리학회지 25(3):223-237. 1991.

이재광, 황상익. 신증후 출혈열의 질병사적 고찰. *Korean J Med Hist* 13:37-61. 2004.

질병관리청 국가건강정보포털. 신증후군출혈열(한타바이러스감염증).

신미영. 한국에서 국제적 연구자로 성장하기. 대한의사학회 55(26):95-124. 2017.

신미영. 발전된 과학 공간으로의 이동을 통한 연구자 되기: 바이러스 학자 이호왕의 사례를 중심으로. 한국과학사학회지 40(1):59-89. 2018.

이왕준. 미네소타 프로젝트가 한국 의학교육에 미친 영향. 서울대학교 대학원. 2006.

신좌섭. 2012 경제발전경험모듈화사업: 의료인력 재교육. 기획재정부. 2013.

# 2장

중앙암등록본부. 국가암등록사업 연례 보고서(2018년 암등록통계).

통계청. 2020년 사망원인통계 결과.

### 황무지에서 간이식 치료의 혁신을 일궈내다

이호왕. 서울아산의료원과 미국 미네소타대학교 의과대학의료원이 체결한 생체간이식 수술과 줄기세포에 관한 공동연구. 대한민국학술원 통신 270(2). 2006.

이승규. 외과의사 이승규. 허원미디어. 2010.

### 한국인 암 발생률 1위, 위암 치료에서 세계 1위에 등극하다

Yoon Young Choi, Minah Cho, In Gyu Kwon, Taeil Son, Hyoung Il Kim, Seung Ho Choi, Jae Ho Cheong, Woo Jin Hyung. Ten Thousand Consecutive Gastrectomies for Gastric Cancer: Perspectives of a Master Surgeon. *Yonsei Med J*. 60(3):235-242. 2019.

김주훈, 안중배. 다학제 암진료의 역사와 해외사례. *J Korean Med Assoc*. 59(2):88-94. 2016.

노성훈. 위암완치설명서. 헬스조선. 2016.

노성훈. 조기위암에서의 개복 수술. *J Korean Med Assoc*. 53(4):306–310. 2010.

### 세계 1위 대장암 치료의 원동력은 무엇인가?

김남규. 대장암완치설명서. 헬스조선. 2018.

김남규. 몸이 되살아나는 장 습관. 매일경제신문사. 2019.

신애선, 장도은, 최선호, 원영주, 정규원, 박지원, 정승용. 대장암의 역학. *J Korean Med Assoc* 62(8):407-415. 2019.

### 최악의 조건에서 최첨단 암병원 시스템까지

삼성서울병원 암병원. 2019 삼성서울병원암병원 Outcomes Book. 2019.

삼성서울병원 암병원. 폐암백서_stage 별 생존율_기간별_IASLC비교_국제비교. 2021.

최선근. 한국의 암환자 치료와 관리현황. *J Korean Med Assoc*. 60(3):228-232. 2017.

### 최선의 암 치료는 암 예방이다

노동영. 대한민국 최고의 명의가 들려주는 유방암. 서울대학교출판문화원. 2013.

한국비너스회. 서울대학교병원 유방암 환우회 한국비너스회 20년, 그 시간의 역사. 새롬. 2020.

박소영, 노은정, 구향나, 백정연, 박향경. 중·고령 초기 유방암 생존자가 경험한 진단 이후의 삶. 보건사회연구 40(1):090-123. 2020.

김성원, 한원식, 정준, 박흥규, 노우철, 이은숙, 김정수, 노동영, 박찬흔, 한세환. 유방암의 효과적 예방과 치료를 위한 정책 제안. *Journal of Breast Cancer* 9(4):270-292. 2006.

## 3장

### 세계 심혈관질환 치료의 패러다임을 바꿔라

박승정·박덕우. 좌주간부 관상동맥 질환에서 경피적 중재시술의 현재와 미래 전망. 대한내과학회지 81(5). 2011.

Frederick G. Kushner, Mary Hand, Sidney C. SmithJr, Spencer B. KingIII, Jeffrey L. Anderson, Elliott M. Antman, Steven R. Bailey, Eric R. Bates, James C. Blankenship, Donald E. CaseyJr, Lee A. Green, Judith S. Hochman, Alice K. Jacobs, Harlan M. Krumholz, Douglass A. Morrison, Joseph P. Ornato, David L. Pearle, Eric D. Peterson, Michael A. Sloan, Patrick L. Whitlow, and David O. Williams. 2009 Focused Updates: ACC/AHA Guidelines for the Management of Patients With ST-Elevation Myocardial Infarction (Updating the 2004 Guideline and 2007 Focused Update) and ACC/AHA/SCAI Guidelines on Percutaneous Coronary Intervention (Updating the 2005 Guideline and 2007 Focused Update). *Circulation* 120(22). 2009.

### 한국의 뇌졸중 치료, OECD 최고 수준으로 올라서다

OECD. *Health at a Glance*. 2019.

이수주, 박희권, 박태환, 이경복, 배희준, 나정호, 허지회, 이병철, 정진상, 대한뇌졸중학회 정책위원회. 뇌졸중 진료시스템: 대한뇌졸중학회의 정책 제언. 대한신경과학회지 33(3). 2015.

박종호, 김범준, 윤혜원, 나정호, 허지회, 권순억. 국내 급성뇌졸중 치료의 실태 및 문제점: 전국 급성기 치료 병원 대상 설문조사 결과. 대한신경과학회지 37(1). 2019.

### 중증 응급환자를 닥터헬기로 이송시켜라

이강현. 바람직한 한국형 외상진료시스템. *J Korean Med Assoc* 56(9):748-750. 2013.

### 응급의료체계 기금을 개선하라

임지혜. 응급의료 수가 개선 현황 및 과세. *정책동향* 14(1). 2020.

### 심뇌혈관질환의 씨앗, 고혈압과 당뇨병을 관리하다

Yoon-Joo Choi, Young-Taek Kim, Hyun-Suk Yi, Soon Young Lee, Weon-Young Lee. Effects of Community-Based Interventions on Medication Adherence and Hospitalization for Elderly Patients with Type 2 Diabetes at Primary Care Clinics in South Korea. *Int J Environ Res Public Health* 18(7):3396. 2021.

광명시 고혈압·당뇨병 등록교육센터. 2018 광명시 고혈압·당뇨병 등록관리 사업보고서.

보건복지부, 한국건강증진개발원. 2020년 지역사회 통합건강증진사업 안내. 2020.

김희선, 유빛나, 이은환. 우리나라 만성질환관리 사업의 발전과정과 향후 과제. 대한공공의학회지 2. 2018.


## 플러스

### 한국 의료시스템의 혁신을 위한 환자들의 목소리를 듣는다

안기종. 환자가 바라는 건강보험심사평가원. HIRA_정책동향 6(5). 2012.

조병희. 질병과 의료의 사회학. 집문당. 2006.

1    Severe Acute Respiratory Syndrome-Coronavirus-2(SARS-CoV-2). 사람과 다양한 동물에 감염될 수 있는 바이러스로서 유전자 크기 27~32kb의 RNA 바이러스.

2    SARS-CoV-2 델타 변이(Delta variant) 또는 B.1.617.2 계통(Lineage B.1.617.2)은 B.1.617 계통 SARS-CoV-2의 변이 바이러스.

3    MERS(Middle East Respiratory Syndrome, 중동호흡기증후군). 과거 사람에게서는 발견되지 않은 새로운 유형의 코로나바이러스 감염으로 인한 중증 급성 호흡기 질환으로, 2015년 중동 지역의 아라비아반도를 중심으로 주로 감염 환자가 발생하여 '중동호흡기증후군'으로 명명됨.

4    세계보건기구(WHO)가 신종 감염병의 출현을 예측하며 사용한 용어. 바이러스성 질환이나 세균성 질환, 또는 매개체에 대한 원인을 알 수 없는 미지의 질병을 총체적으로 표현하는 대명사.

5    A형 인플루엔자 바이러스에 감염된 돼지로부터 발생한 신종 인플루엔자 바이러스(pandemic influenza A/H1N1 2009)에 의해 감염되는 호흡기 질환.

6    small pox. 두창 바이러스(Variola virus) 감염에 의한 급성 발진성 질환. 천연두, 마마 등으로 국내에서 불림.

7    droplet. 기침, 재채기, 대화할 때 콧물이나 침으로부터 나오는 5μm 이상의 비교적 큰 입자의 분비물.

8    바이러스의 유전정보가 담긴 메신저 리보핵산(mRNA)을 활용한 백신.

9    불활성화백신(inactivated vaccine)은 배양으로 얻은 바이러스 물질을 열이나 포름알데히드를 가해 죽인 것으로 질병 예방을 목적으로 체내에 접종.

10    AIDS(Acquired Immune Deficiency Syndrome, 후천성면역결핍증). 원인 병원체는 HIV(Human Immunodeficiency Virus, 인체면역결핍바이러스).

11    탄저균이라고 알려진 그람양성세균에 의해 감염되는 심각한 감염병.

12    SARS(Severe Acute Respiratory Syndrome, 중증급성호흡기증후군). 동물 숙주 코로나바이러스 변종에 의해 동물로부터 사람으로 종간의 벽을 넘어 감염이 일어난 것으로 추정됨.

13    조류 인플루엔자 바이러스(Avian influenza virus)의 감염으로 인해 발생하는 급성 바이러스성 감염병.

14    인플루엔자 바이러스 감염의 치료제.

15    감기 증세를 일으키는 바이러스 중 인플루엔자(influenza) 바이러스에 의해 발생하는 질환.

16    신종감염병, 항생제 내성균, 생물테러 등 보건안보 위협에 대한 대응역량 및 국가 간 공조체계 강

화를 위하여 2014년 2월 출범한 협의체.

17     1954년 9월부터 1961년 6월까지 6년 8개월간 미국 정부가 서울대학교에 시행한 교육 원조 사업. 미국 미네소타 대학과 서울대학교 간의 개발 협력 사업으로서 의과대학(간호학과 포함), 공과대학, 농과대학, 행정대학원을 대상으로, ① 한국의 교수요원을 미국으로 초청하여 연수하는 초청 연수 사업, ② 미네소타 대학 교수들이 한국에 체류하면서 자문하는 자문 지도 사업, ③ 시설 복구와 장비 지원 사업 등으로 구성.

18     Moonshot. 달을 제대로 보기 위해 망원경을 제작하거나 성능을 개선하는 것이 아니라 달탐사선을 제작하는 식의 통 큰 계획.

19     Spanish flu. 1918년에 처음 발생해 2년 동안 전 세계에서 2,500만~5,000만 명의 목숨을 앗아간 인플루엔자.

20     Hantaan Virus. 신증후군출혈열의 원인 병원체.

21     붉은 쥐 속에 속하며, 몸의 등에 이마부터 꼬리 밑까지 검은 줄이 있어 붙여진 이름. 한국 들쥐의 74%를 차지하는 매우 흔한 종.

22     신증후군출혈열. 한탄바이러스(Hantaan virus)와 서울바이러스(Seoul virus) 등 감염에 의한 급성 발열성 질환.

23     일본뇌염 바이러스(Japanese encephalitis virus)에 의한 급성 중추신경계 감염 질환.

24     Norway rat/brown rat. 쥐목 쥐과의 포유류로 '시궁쥐'라고도 불림.

25     Seoul virus. 도시형 출혈열의 원인 병원체.

26     Hantavirus. 한타바이러스 속(genus)에 속하는 종(species)으로는 한탄바이러스와 서울바이러스 외에도 스칸디나비아형 출혈열의 원인 병원체인 푸밀라 바이러스(Puumula virus), 미국에서 분리되며 비병원성인 프로스펙트 힐 바이러스(Prospect Hill virus)가 있음.

27     한탄바이러스와 서울바이러스 등 감염에 의한 급성 발열성 질환.

28     Ebola hemorrhagic fever. 에볼라 바이러스에 의해 발열과 전신성 출혈 증상이 발생하며 치사율이 매우 높은 질환.

29     rickettsia. 발진티푸스, 양충병, 큐열(Q fever) 따위를 일으키는 병원균인 리케차 과에 속하는 세균류.

30     NIH(National Institutes of Health, 미국 국립보건연구원).

31     epidemiology. 인간 집단 내에서 일어나는 질병의 원인을 규명하는 학문.

32     우리 몸에 있는 여러 기관들 중 간, 폐와 같이 구획을 구분할 수 있는 장기들이 있으며, 각 구획을 엽(lobe)이라고 함. 좌측을 좌엽, 우측을 우엽 등으로 표현함.

33     간정맥은 간에 있는 간문맥과 간동맥에서 나온 정맥혈액이 하지, 복부, 골반에서 회귀하는 혈액인 하대정맥으로 운반하는 혈관임. 3가지의 굵은 정맥 혈관으로 나뉘며, 중간간정맥은 간의 내측 구역과 전 구역 사이를 주행함.

34     간의 우엽은 우간정맥(right hepatic vein)에 의해 전 구역(anterior segment)과 후 구역

(posterior segment)으로 구분됨.

35   몸 안의 장기나 조직에 정맥의 피가 몰려 있는 증상.

36   체강(흉막강, 복막강), 기관(기관, 식도, 위, 장, 방광, 요관, 혈관) 등에 삽입하는 관.

37   배액관. 상처가 난 공간 속에 있는 액체나 삼출물을 쉽게 배출하거나 제거하기 위하여 넣는 관.

38   환자의 진단 및 치료에 관련된 3인~9인의 여러 분야의 전문의와 전문가들이 한 팀을 이루어 협
     의를 통하여 최선의 치료 방법을 찾아내는 환자 중심의 진료 시스템.

39   tumor board. 암 환자 개개인에게 적합한 맞춤형 치료를 제공하기 위해 환자의 증례를 두고
     여러 진료 과들의 전문의가 협업해 의사결정을 내리는 과정.

40   biomarker. 단백질이나 DNA, RNA, 대사물질 등을 이용해 몸 안의 변화를 알아낼 수 있는
     지표.

41   홈페이지 주소는 www.koreavenus.com임.

42   lymph node. 림프관을 따라 간격을 두고 나타나는 작은 2차 림프 기관.

43   sentinel lymph node. 암세포가 원발 종양에서 림프관을 통해 처음으로 확산하는 림프절.

44   앤지오텐신 전환효소 2(Angiotensin-converting enzyme 2). 앤지오텐신 전환효소 2는 체내 수
     분과 혈압을 조절하는 레닌-앤지오텐신-알도스테론계(RAAS)에서 중요한 역할을 담당함.

45   심장 관상동맥은 우관상동맥과 좌관상동맥의 2개가 있고, 각각의 분기에 의해 심근을 흐르고
     있음. 좌관상동맥이 대동맥에서 분지하여 다시 2개의 동맥으로 분지하기까지의 짧은 부분을 주
     간부(主幹部)라고 이름 짓고, 이 부위에 협착이 있는 경우 주간부 질환이라고 함.

46   풍선을 넓적다리부에 있는 혈관을 따라 판막까지 도달하게 한 다음, 좁아져 있는 판막 사이에
     풍선을 위치시켜 부풀린 후 판막 역할을 할 수 있는 그물망을 대동맥판막에 적절하게 고정하는
     방식.

47   신체 조직으로 피가 덜 가는 상태.

48   뇌의 일부분에 혈액을 공급하는 혈관이 막히거나(뇌경색) 터짐(뇌출혈)으로써 그 부분의 뇌가 손
     상되어 나타나는 신경학적 증상.

49   30일 내 사망한 입원 건.

50   뇌혈관 벽의 약한 부분이 터져 출혈이 생김으로써 발생하는 뇌혈관 장애.

51   뇌혈관이 막혀 뇌의 일부가 손상되는 질환.

52    tissue plasminogen activator. 섬유소(fibrin) 존재하에 플라스미노겐(plasminogen)을
     플라스민(plasmin)으로 전환 활성화시키는 혈전용해제.

53   이상지질혈증 및 고지혈증에 광범위하게 사용되는 약물.

54   뇌혈관이 막혀서 영양분과 산소를 공급하는 피가 뇌에 통하지 않는 상태.

55   약물을 투여하여 혈관 내의 혈전을 녹이는 치료 방법.

56   NIH Stroke Scale. 뇌졸중 초기 신경학적 결손 정도를 측정하는 척도.

57    심장 근육을 먹여 살리는 관상동맥이 갑작스럽게 완전히 막혀서 심장 근육이 죽어가는 질환.

58    둔상이나 관통상 같은 외상으로 주요 장기의 손상 또는 광범위한 신체 부위의 손상을 입고, 출
      혈성 쇼크나 다발성 장기 기능부전 등의 심각한 합병증을 동반한 것.

59    심장의 펌프 기능이 정지하는 것으로, 그 결과 뇌를 비롯한 여러 장기에 산소가 공급되지 않아
      제대로 기능하지 못함. 심정지가 3분 이상 지속되면 뇌가 심하게 손상되며, 5분 이상 산소 공급
      이 중단되면 사망에 이름.

60    중증응급환자 중심의 진료, 대형 재해 등의 발생 시 응급의료 지원, 특정 지역 내의 다른 의료기
      관에서 이송되는 중증응급의료환자의 수용, 그 밖에 보건복지부 장관이 지정하는 권역 내의 응
      급의료 업무를 수행하게 하기 위하여 권역별로 지정된 상급종합병원, 또는 300병상 이상의 병
      원.

61    국민의료평가기관으로서 진료비 심사와 요양급여 적정성 평가 업무를 담당.

62    병원에서 환자를 치료하고 받는 진료비를 뜻함. 그러나 건강보험도입으로 인해 수가란 건강보험
      에서 정한 '공정' 진료비를 의미.

63     의료기관에서 의료인이 제공한 의료서비스(행위, 약제, 치료재료 등)에 대해 서비스 별로 가격(수가)
      을 정하여 사용량과 가격에 의해 진료비를 지불하는 제도.

64    국민건강보험법에 의하여 요양급여의 대상에서 제외되는 사항으로 국민건강보험 요양급여의
      기준에 관한 규칙 제9조의 비급여 대상에 해당되는 경우를 의미. 비급여 환자 또는 비급여 약제
      에 대하여는 요양기관(또는 약국)의 관행수가(일반수가)로 본인이 전액 부담해야 함. 일반적으로
      의학적 근거, 질병 검사와 치료에 해당되지만 건강보험 재정문제로 공단에서 지불해주지 않는
      항목.

65    건강보험의 적용을 받는 가입자 및 피부양자의 질병·부상에 대한 예방·진단·치료·재활과 출
      산·사망 및 건강증진에 대하여 '국민건강보험법'의 규정에 따라 실시하는 의료서비스 또는 현금
      을 의미.

66    병·의원에서는 만 30세 이상 고혈압·당뇨병 환자를 개인별로 전산 등록하여 종합적이고 효과
      적인 서비스를 제공하고 정부에서 사회경제적으로 취약한 만 65세 이상 등록환자에게 일부 치
      료비를 정액 지원하는 사업.

67    스스로 자기 건강을 돌보며 이웃과 함께 지역사회 통합돌봄을 위해 건강·돌봄 관련 문제를 해
      결하고자 하는 사람.

68    65세 이상 고령 인구가 총인구에서 차지하는 비율이 20% 이상인 사회로, 통계청은 2017년 고
      령사회가 된 우리나라의 초고령사회 진입을 2026년으로 예상함.